Psico Homeopatía

REMEDIOS PARA LA MENTE
Y EL CORAZÓN

El autor

Octavio Déniz, nació en Santa Brígida, Islas Canarias, España. Es un Naturópata diplomado, que ha concentrado su vida en el estudio de las plantas medicinales y los elixires florales. Se ha dedicado al estudio de la influencia mental y emocional en la salud física, así como a la investigación empírica de los estados alterados de conciencia.

Octavio Déniz cuenta también con más de veinte años de estudio y práctica de la Astrología. Su formación ha sido autodidacta y su filosofía está basada en la necesidad de autoconocimiento y del impulso positivo como base para la construcción de una vida más plena en lo material y espiritual. Sus obras publicadas son:

- *333 Elixires Florales.* Obelisco (Barcelona, España)
- *Fundamentos del Tarot.* Llewellyn (St. Paul, MN, Estados Unidos)
- *Cómo entender su carta Astral.* Llewellyn (St. Paul, MN, Estados Unidos)
- *Astrología para la Compatibilidad y el Amor.* Llewellyn (St. Paul, MN, Estados Unidos)
- *Plantas para triunfar.* Llewellyn (Woodbury, MN, Estados Unidos)

Contacto con el autor

Si desea ponerse en contacto con el autor y conocer otras obras publicadas. Puede hacerlo en la siguiente dirección postal:

Octavio Déniz
P.O. Box 224
35080 Las Palmas
España - Spain

O en la dirección de Internet:

www.octaviodeniz.com

El autor garantiza que todos los mensajes o cartas remitidos serán leídos, aunque, debido a su escasa disponibilidad de tiempo, no se compromete a contestarlos.

Psico Homeopatía

Remedios para la mente y el corazón

Octavio Déniz

Publicado por : Lulu.com

ISBN : 978-1-84753-543-6

Psico-homeopatía © por Octavio Déniz, 2007. Todos los derechos reservados. Ninguna parte de este libro puede ser reproducida, incluso en Internet, sin permiso escrito del propietario del copyright, excepto en el caso de citas breves y en la crítica de libros.

La información relacionada con Internet es vigente en el momento de escritura de este libro. No garantizamos que dicha información siga siendo válida en el futuro.

Agradecimientos

Quiero expresar mi agradecimiento a todos mis amigos y clientes de Ponferrada y León, por su generosidad y enseñanzas.

También quiero extender mi gratitud a los familiares y amigos que siempre me han apoyado en mi tierra natal, Gran Canaria, y a la psicóloga Adalia Quintana, que ha revisado parte de este manuscrito, realizando sugerencias y aportaciones muy útiles.

Advertencia

Aunque la medicina homeopática, usada de un modo racional, está exenta de riesgos para la salud, no por ello debemos dejar de lado las indicaciones que dicta el sentido común. Aquellas personas que estén padeciendo algún trastorno psíquico grave deben buscar consejo profesional, y quienes estén bajo tratamiento, nunca deben abandonarlo sin consultar antes con el médico, psicólogo o psiquiatra que lo haya establecido. Ante cualquier duda, recomendamos pedir siempre consejo a los profesionales.

Contenido

Índice de Remedios 9
Introducción 11
La medicina homeopática 15
    La Homeopatía 17
    Descubrimiento de la Homeopatía 19
    La Ley de los Similares 21
    La fuerza vital 22
    Estudio de la acción de los remedios 23
    Empleo de pequeñas dosis 24
    Elaboración y uso de los remedios homeopáticos 26
    La Homeopatía y los trastornos psico-emocionales 30
    Los remedios constitucionales 33
    Leyes de la curación homeopática 34
Los problemas y las soluciones 37
    La ansiedad y la angustia 39
    La apatía 47
    La baja autoestima y la timidez 55
    Los conflictos familiares 61
    Los conflictos sentimentales 65
    La confusión y la indecisión 73
    La culpa 79
    Las fantasías y los delirios 85
    La hipersensibilidad 91
    La ira 97
    El miedo 105
    La obsesión y las adicciones 111
    El orgullo 119
    El shock y la pérdida 125
    La tristeza y la depresión 131
Los remedios psico-emocionales 137
    Los remedios psico-emocionales 139
Conclusión 207
Notas 209
Bibliografía 217

Índice de Remedios

Aconitum	140
Agaricus	141
Alumina	141
Ambra grisea	142
Anacardium	143
Apis	144
Argentum nitricum	145
Árnica	146
Arsenicum album	147
Asafoetida	148
Aurum metallicum	149
Avena sativa	150
Baryta carbonica	150
Belladona	151
Bryonia	152
Calcarea carbonica	153
Calcarea fluorica	154
Calcarea phosphorica	155
Cannabis indica	156
Capsicum	157
Carcinocinum	157
Causticum	158
Chamomilla	159
Chelidonium	160
China	161
Cimicifuga	162
Cocculus	163
Coffea	164
Conium	165
Digitalis	165
Drosera	166
Dulcamara	167
Gelsemium	168
Graphites	168
Helleborus	169
Hepar sulphuricum	170

Hyoscyamus	171
Ignatia	172
Iodium	173
Kali bromatum	174
Kali carbonicum	174
Kreosota	175
Lac Canicum	176
Lachesis	176
Lilium tigrinum	177
Lycopodium	178
Mancinella	179
Medorrhinum	180
Mercurius	181
Moschus	182
Muriaticum acidum	183
Natrum carbonicum	183
Natrum muriaticum	184
Natrum sulphuricum	185
Nitricum acidum	186
Nux moschata	187
Nux vomica	187
Opium	188
Palladium	189
Phosphoricum acidum	190
Phosphorus	191
Platina	192
Psorinum	193
Pulsatilla	193
Rhus toxicodendron	194
Selenium	195
Sepia	196
Silicea	197
Stannum	198
Staphysagria	198
Stramonium	199
Sulphur	200
Syphilinum	201
Tarentula hispanica	202
Thuya	203
Tuberculinum	204
Veratrum album	204
Zincum metallicum	205

Introducción

Si te dijera que existe un sistema curativo que sana con remedios tan diluidos que, cuando te tomas uno, no estás ingiriendo ni una sola molécula de la sustancia curativa, sino azúcar o agua. Si te dijera que este sistema no emplea medicamentos que se oponen a los síntomas, sino remedios que los refuerzan. Así que si te duele la cabeza, este sistema emplea un remedio que precisamente provoca dolor de cabeza. Y si te dijera que estos remedios sanan al mismo tiempo al cuerpo físico, a la mente y a las emociones, de modo que no hay un remedio específico para el acné, sino uno que cura la depresión profunda que viene acompañada de trastornos en la piel y falta de memoria. Si te dijera todo esto, probablemente pensarías que tal sistema, si es que existe, no puede funcionar de ninguna manera. ¿Cómo se puede curar con un remedio que sólo está hecho de azúcar? ¿Cómo puede sanar aquello que provoca síntomas similares a la enfermedad? ¿Y cómo es posible que se puedan tratar todos los aspectos de la persona de un modo unitario? Parece algo imposible

Pues no, no es imposible. Lo cierto es que ese sistema curativo existe y funciona. Ese sistema curativo es la Homeopatía.

La Homeopatía sana con sustancias disueltas, tan disueltas que no contienen restos de la materia original con la que se elabora el remedio. Pero precisamente por su grado de disolución, estos remedios carecen de cualquier peligro para la salud y son totalmente seguros.

La Homeopatía emplea remedios que excitan los poderes curativos del propio organismo. Estos remedios no introducen nada externo en nosotros, sino que, con un funcionamiento similar a las vacunas, provocan una reacción con aquello que provoca los síntomas de la enfermedad, permitiendo que el cuerpo se sane a sí mismo.

La Homeopatía, en fin, trata al ser humano de un modo completo, pues sana al mismo tiempo el cuerpo físico, la mente y las emociones.

Acostumbrados como estamos a los medicamentos convencionales, que necesitan grandes dosis de sustancias cargadas de efectos secundarios, que intentan sofocar los síntomas y que sólo actúan en un determinado órgano, es normal que veamos a la Homeopatía como algo extraño y paradójico.

Personalmente, como naturópata y como persona interesada en el desarrollo humano, la Homeopatía me plantea hoy los mismos interrogantes que poblaban mi mente en mis primeros acercamientos a sus enigmas. Pero al menos, tras más de quince años de experimentación con estos remedios, y después de aconsejar su uso a muchas otras personas y observar los resultados, sí puedo afirmar algo con entera convicción:

La Homeopatía funciona.

Amigo lector, amiga lectora, si buscas en este libro una demostración científica que aclare la extrañeza que causa en todos nosotros la Homeopatía, siento decepcionarte, porque no la tengo. De hecho, nadie la tiene hoy por hoy.

Pero si lo que quieres es encontrar un remedio seguro, suave y, sobre todo, eficaz, para los trastornos psicológicos y emocionales que todos podemos padecer en algún momento de nuestras vidas; si buscas una ayuda para superar tu depresión, para calmar tu ansiedad o para acallar tus miedos o sanar tu timidez, este libro es para ti.

Esta obra está dividida en tres grandes segmentos. En la primera parte, titulada "La medicina homeopática", podrás conocer qué es la Homeopatía, cómo fue descubierto este sistema curativo, cuales son sus fundamentos teóricos, así como cuales son sus posibilidades curativas en el ámbito de los trastornos psico-emocionales.

Se ofrece en esta primera parte información acerca de cómo se elaboran los remedios homeopáticos y, sobre todo, como se toman, es decir, cuáles son las presentaciones que podemos encontrar en las farmacias especializadas, las dosis y los métodos para consumirlos. Además, se dan claves para seleccionar el remedio preciso para cada caso, y cómo reconocer si el proceso curativo está funcionando correctamente.

A continuación, en la segunda parte, titulada "Los problemas y las soluciones", analizaremos los principales trastornos psico-emocionales que podemos padecer en nuestra vida. Desde la ansiedad hasta la apatía, o desde el miedo hasta el orgullo, pasando por la tristeza o la ira, por la culpa o los celos, la Homeopatía tiene remedios eficaces y libres de riesgos que nos ayudarán a dar un gran paso adelante en la solución de estos problemas. En cada uno de estos apartados, hemos incluido algunos consejos de conducta que, junto al tratamiento homeopático, nos ayudarán a lograr una mejor calidad de vida.

En la tercera parte, "Los remedios psico-emocionales", ofrecemos una lista completa de todos los remedios mentales que nos ofrece la medicina homeopática. La información aquí ofrecida nos permitirá individualizar mejor los remedios, comprender su ámbito de acción de un modo más amplio (incluyendo las principales indicaciones en el área física), conocer los resultados positivos que podemos esperar de su uso. Con todos estos datos, podremos llevar a cabo una elección más precisa y documentada del remedio correcto, en caso de que tengamos dudas entre dos o más de ellos.

Para finalizar este libro, he incluido una amplia bibliografía, tanto de libros publicados como de páginas web que puedes consultar en caso de que desees profundizar más en este amplio mundo.

La Homeopatía es un sistema curativo fascinante, lleno de sorpresas agradables y, según mi propia experiencia, mágico. Te invito a que conozcas los remedios que tiene reservados para ti y a que compartas la magia que millones de personas han experimentado en sus vidas. Seas quien seas, la Homeopatía tiene algo para ti.

La medicina homeopática

La Homeopatía

La Homeopatía, el arte de curar por medio de los similares, está ganando, de un modo lento pero sostenido, una gran aceptación en el campo de las medicinas alternativas. En realidad, y dentro de la amplia historia de la medicina, la Homeopatía es una ciencia sanadora relativamente reciente, pues cuenta con dos siglos de antigüedad, pero junto a su relativa juventud, cuenta con un poso de experimentación empírica realmente apabullante.

Ciertamente, cada remedio homeopático ha sido probado en un gran número de personas antes de alcanzar el estatus de medicamento reconocido, y todas sus propiedades se definen a partir de esos experimentos. Por tanto, este no es un sistema especulativo, sino un método totalmente comprobado, cuyos resultados provienen de la experiencia práctica.

El término "homeopatía" surge de la conjunción de dos palabras griegas: *homoeos* (igual a) y *pathos* (enfermedad). Por tanto, practicar la Homeopatía implica curar con aquello que es similar a la enfermedad, ya que como veremos más adelante, este sistema emplea remedios que provocan, en personas sanas, los mismos síntomas que son capaces de curar en la persona enferma.

La Homeopatía es un método de curación holística, que trata a la persona como un todo. Sabemos que tanto el cuerpo físico, como la mente y las emociones están interconectados, y así lo reconoce la Homeopatía. Lo que sucede en una parte repercute en el todo, y del mismo modo que un malestar psíquico puede dañar nuestro cuerpo, un estado de agotamiento general puede crear sentimientos de desolación en nuestro ánimo.

La Homeopatía sana al ser humano completo. A diferencia de lo que sucede con la medicina convencional, no hay remedios homeopáticos para tratar un órgano concreto, ni existe una clara división entre remedios físicos y psíquicos. Los remedios que curan la depresión, por ejemplo, tienen afinidad por unas u otras condiciones físicas, y son por tanto capaces de curarlas al tiempo que sanan nuestro sentimiento de tristeza. Se dice, con toda la razón, que para la Homeopatía no hay enfermedades sino enfermos, ya que es un sistema curativo totalmente centrado en la persona, que la ve como algo completo: un conjunto de cuerpo, mente y sentimientos.

Frente a los excesos de la medicina convencional, al abuso de sustancias nocivas, la medicina homeopática representa uno de los métodos curativos más eficaces e inocuos con los que contamos en la actualidad. Se trata de una medicina suave, no agresiva, que actúa profunda y eficazmente.

Cuando leemos las descripciones de cualquiera de los remedios homeopáticos, vemos auténticos tipos humanos, idiosincracias relatadas con una precisión sorprendente, que nos hacen pensar inmediatamente en algunas personas de nuestro entorno o incluso en nosotros mismos. De este modo, en Homeopatía es común oír decir que tal persona es, por ejemplo, *Ignatia*, pues la descripción de ese remedio se ajusta a ella como un guante a la mano.

Esto es así porque la Homeopatía conecta con la verdad más profunda que reside en nosotros. Es una auténtica medicina del alma, que respeta el crecimiento espiritual de cada persona, sanando su cuerpo, abriendo su mente a nuevas ideas y respetando el completo desarrollo de sus emociones.

Conscientemente o no, cada persona está viviendo su propia búsqueda interior, siguiendo su propio camino del alma. Todos buscamos la perfección, el amor, la salud, la felicidad, el conocimiento. Pero estos absolutos nunca se alcanzan del todo, y además requieren de un gran esfuerzo personal. En esta larga y compleja búsqueda es normal que se produzcan distorsiones, confusiones o problemas. Y todas estas perturbaciones tienen un reflejo en nuestro interior.

En ocasiones, somos víctimas de circunstancias tales como accidentes, pérdida de seres queridos o simplemente de la mala suerte. Pero muchas veces, somos nosotros mismos quienes nos hacemos daño, siguiendo costumbres perjudiciales, descuidando nuestro cuerpo, cayendo en las adicciones o sintiendo que no somos lo suficientemente buenos o valiosos para alcanzar lo que deseamos. En otros casos, somos víctimas de los demás. Quizá de nuestros padres cuando éramos niños, o quizá de aquellos que tienen poder sobre nosotros en la vida adulta. Los abusos, la violencia, el odio, la venganza, el desprecio, son emociones que provocan profundas heridas en muchas personas, heridas que se quedan grabadas en el corazón de las víctimas y que son el origen de trastornos como la depresión, la ansiedad, los miedos, las obsesiones, la baja autoestima y un largo etcétera.

La Homeopatía, al tratar al ser humano completo, tiene la cualidad de sanar esas heridas profundas, liberando las energías que han quedado estancadas durante mucho tiempo, quizá años, y abriéndonos a una nueva visión de la existencia. El tratamiento homeopático busca reconciliar al ser humano con su propia alma, con el camino vital que ha de seguir para alcanzar la totalidad de sí mismo. Y esto lo logra sanando el cuerpo, la mente y el corazón al mismo tiempo.

No es extraño por tanto que la Homeopatía cuente con gran aceptación en muchos países y que gracias a ella hayan sido curadas millones de personas en todo el planeta. Entre las naciones europeas con gran tradición homeopática podemos citar a Alemania, Francia, Holanda o el Reino Unido, en algunas de los cuales, la Homeopatía es un sistema curativo que cuenta con todo el apoyo de las autoridades y de los sistemas de salud nacionales. En India, la Homeopatía cuenta con alto grado de desarrollo y es muy apreciada por la eficacia y el bajo precio de sus remedios. En el continente americano, existe una amplia y fecunda tradición homeopática en países como Estados Unidos, México y Argentina.

Actualmente, somos miles los profesionales de la salud y del crecimiento humano que usamos la Homeopatía como ayuda en la recuperación de diversos trastornos psico-emocionales, empleándola tanto de forma aislada, como en cooperación con otras terapias o sistemas.

Hay que aclarar, en este punto, que en el ámbito de los trastornos psico-emocionales, la Homeopatía no se opone al tratamiento psicoterapéutico habitual, sino que lo complementa. Si una persona padece una depresión profunda, o un grave estado de ansiedad, debe acudir a un psicólogo que le aconseje acerca de las normas de conducta que puede seguir para mejorar de sus males. Pero tanto en los casos graves como en los más leves, la Homeopatía es una ayuda muy útil y sobre todo, segura, para mejorar el estado general y acelerar la recuperación. No hay razón, por tanto, para prescindir de sus excelentes servicios.

Se impone por tanto conocer a fondo la Homeopatía, y para que sepamos mejor qué es y de dónde surge esta modalidad curativa, empezaremos a conocer a su descubridor, un humilde aunque genial médico alemán, Samuel Hahnemann.

Descubrimiento de la Homeopatía

Nacido en 1755, en Meissen, en la región alemana de Sajonia, Samuel Hahnemann provenía de una familia muy pobre, dedicada a la pintura de porcelanas. Su padre consiguió, con gran esfuerzo, enviar a su hijo a estudiar en el Colegio Real de Meissen. La inteligencia y la aplicación del joven Samuel le procuraron algunas becas que le permitieron estudiar medicina en Leipzig, Viena y Erlangen, obteniendo su doctorado con apenas 24 años.

En sus primeros años de vida laboral, Hahnemann fue un médico muy activo, aunque desde el primer momento, crítico con las prácticas curativas de su tiempo. En su época era común el empleo indiscriminado de sangrías y enemas, que dejaban exhaustos a los pacientes. La farmacología se basaba en el empleo de un sinnúmero de sustancias que se mezclaban siguiendo antiguas recetas, sin que hubiera ningún tipo de experimentación sobre su auténtica efectividad. Todas estas prácticas provenían de los tiempos de Galeno (h. 129-200 d.C.), y los médicos contemporáneos de Hahnemann las repetían sin espíritu crítico.

A pesar de haberse educado bajo esos preceptos galénicos, Hahnemann no dejaba de pensar que debían existir medios más suaves y racionales para alcanzar la salud, lo que le preocupó durante años. Pero las presiones de su entorno, con una esposa y nada menos que once hijos que mantener, le obligaban a seguir ejerciendo.

Con el tiempo, Hahnemann empezó a complementar su práctica profesional con la traducción de obras médicas. A esto le ayudó su dominio de la lengua griega, el latín, el inglés, el francés, el español, el hebreo y el árabe, tanto hablados como escritos. Este trabajo, aunque peor pagado, fue ganando terreno en su vida, a medida que crecía su insatisfacción con la práctica de la medicina.

Fue en este contexto cuando sucedió el acontecimiento que daría un giro inesperado a su existencia. En 1789, mientras traducía la *Materia medica* de Cullen, leyó que la corteza del árbol de la quina (*Cinchona officinalis*) curaba la malaria porque actuaba como tónico estomacal. A Hahnemann le sorprendió esta explicación, ya que conocía la existencia de diversos tónicos estomacales, más potentes que la quina, que eran incapaces de rebajar las fiebres asociadas a la malaria. Para conocer la verdad, y dado que él padecía del estómago, decidió probar el medicamento en sí mismo. Durante varios días tomó grandes dosis de corteza de quina, pero en vez de curarse del estómago, empezó a padecer síntomas similares a los de la malaria (sin haber sido infectado de esa enfermedad).

Hahnemann tuvo entonces una genial intuición, que supondría el inicio de la medicina homeopática. Seguramente, pensó, la quina cura la malaria porque es capaz de provocar síntomas similares en una persona sana. De aquí nació su célebre aforismo de "lo semejante se cura con lo semejante".

A partir de ese momento, comenzó a probar un sinnúmero de medicamentos en personas sanas, anotando los síntomas que provocaban en ellas. Fue así, a través de esa observación empírica como nació la medicina homeopática y todos sus fármacos [1].

La Ley de los Similares

La ley de los similares es el fundamento teórico de toda la medicina homeopática. Se expresa por medio de la frase latina: *similia similibus curentur*, que significa: "dejad que lo similar cure a lo similar".

Hahnemann experimentó por primera vez la ley de los similares a través de sus experiencias con la corteza de quina, y a partir de ahí desarrolló un completo sistema curativo que se vio reflejado en su obra fundamental, el *Organon de la medicina*. Es en esta obra donde expresa: "Una afección dinámica en el organismo vivo será extinguida definitivamente por otra si ésta es más fuerte que la anterior y si la segunda es, en sus manifestaciones, muy similar a la primera" [2].

Realmente, la ley de los semejantes no es nueva, ni es un descubrimiento que pueda atribuirse en exclusiva a Samuel Hahnemann. Ya Hipócrates (h. 470-377 a.C.) señalaba en sus Aforismos que existen dos tipos de medicina: la alopática, que pretende curar la enfermedad con remedios contrarios a su naturaleza; y la homeopática, que cura con aquello que presenta características similares al mal. Según sus propias palabras: "Los contrarios son curados por los contrarios. La enfermedad es producida por los semejantes, y por los semejantes que es necesario tomar, el paciente vuelve de la enfermedad a la salud..., la fiebre es suprimida por aquello que la produce, y producida por lo que la suprime. De este modo, de dos maneras opuestas, la salud se restablece."

En tiempos más cercanos a la época de Hahnemann encontramos algunos interesantes antecedentes, como los escritos de un monje de Erfurt, Basilio Valentín, quien hacia 1410 escribió: "lo parecido se cura por medio de lo parecido, y no por lo contrario, como el calor por el calor o el frío por el frío (...); porque un calor atrae al otro hacia sí mismo, un frío al otro, como el imán hace con el hierro".

También el más valioso precursor de Hahnemann, Paracelso (1493-1541), reconoció el valor de la curación por los semejantes. En su obra *Archidoxis*, dice: "lo que produce la ictericia es lo que cura la ictericia y todos sus síntomas. Del mismo modo, la medicina que cura la parálisis debe proceder de aquello que la causa, y éste es el sistema que practicamos (...)" [3].

Paracelso practicó una especie de Homeopatía primitiva, en la cual, observando los síntomas externos, se juzgaba cuál era el órgano dañado, y a partir de aquí se administraba un remedio que ejerciera una influencia específica en ese órgano. Este sistema experimentaba sobre el enfermo y no sobre el individuo sano, a diferencia de lo que hizo Hahnemann posteriormente, y no tomaba suficientemente en cuenta el principio de la fuerza vital, tal como veremos a continuación.

La fuerza vital

Efectivamente, uno de los principios fundamentales de la medicina homeopática de Hahnemann es el reconocimiento de la existencia de una fuerza vital que anima al organismo. Cuando la energía vital se expresa correctamente, el cuerpo y la mente están en perfecto estado de salud. En cambio, cuando el organismo es privado completamente de su fuerza vital, no puede funcionar correctamente y le sobreviene la muerte.

La fuerza vital se manifiesta por medio del cuerpo energético, también llamado cuerpo sutil o aura, y es visible a los ojos de las personas dotadas psíquicamente, o bien a través de ciertos aparatos como la cámara kirlian.

La enfermedad surge de una perturbación de la fuerza vital, que produce señales muy claras en el cuerpo energético. Esta perturbación provoca a su vez una serie de síntomas característicos, tanto en el cuerpo como en el estado anímico y mental. Los síntomas son la expresión externa de la perturbación, pero no son la enfermedad en sí, ya que ésta se origina por la debilidad de la fuerza vital. Para la Homeopatía, los virus, bacterias u otros indicios que suelen tomarse como el origen del mal, no son sino manifestaciones externas de una fuerza vital perturbada, es decir, que estos agentes sólo pueden aparecer en un cuerpo previamente debilitado en sus energías. En palabras de Hahnemann: "La enfermedad [debe ser considerada] como una influencia producida por un agente hostil similar a lo espiritual" [4].

No se puede considerar a la enfermedad como algo separado de la persona, sino como una expresión propia, única para cada individuo. La fuerza vital perturbada y la totalidad de los síntomas externos constituyen un todo único. Estos síntomas son muy importantes, pues son la guía que nos permitirá encontrar el remedio adecuado. De hecho, los homeópatas profesionales descubren las enfermedades del cuerpo energético a través de un concienzudo interrogatorio del paciente, intentando así aclarar todos los síntomas que le aquejan.

Contra el criterio general de considerar a la enfermedad como lo más importante y de encuadrar a los males en categorías cerradas, la Homeopatía fija su atención en el ser humano. Hahnemann ridiculizó a sus contemporáneos diciendo que "la vieja escuela ha fijado el número y los nombres de las fiebres, y parece que más allá de esto, la poderosa naturaleza no debería atreverse a producir ninguna otra para que así ellos puedan tratar estas enfermedades de acuerdo a su método ya prefijado" [5].

Una cuestión muy relevante, y que hay que dejar claro en este punto, es que para la medicina homeopática no hay diferencia entre la mente o el cuerpo. Todo remedio tiene un efecto sobre el organismo físico, pero también sobre el estado psicológico y emocional, observando al ser humano desde una perspectiva integral.

Así por ejemplo, si una persona acude a un médico convencional aquejada de ansiedad mental, erupciones cutáneas y diarrea, le recetará un medicamento para calmar su ansiedad, otro para suprimir los problemas de la piel y un tercero para cortar las molestias intestinales. En cambio, un homeópata observará todos estos síntomas en su conjunto y sugerirá un solo remedio, por ejemplo, *Sulphur*, que actuará de un modo equilibrado y suave sobre las debilidades de su cuerpo energético, restaurando la salud en todos los terrenos.

Estudio de la acción de los remedios

La Homeopatía es una medicina totalmente empírica, pues como dijo Hahnemann: "el médico debe educarse en la escuela de la naturaleza, no en la de la especulación. La naturaleza es sabia, pero la especulación invisible".

Siguiendo el método de experimentación propuesto por el propio Hahnemann, todos los remedios homeopáticos se prueban en personas sanas, ya que como dice en el *Organon*: "no hay otro camino posible por el que pueda determinarse con precisión los efectos peculiares de las medicinas sobre la salud de los individuos (...) que el de administrar cada una de ellas experimentalmente y en dosis moderadas a personas sanas para determinar qué cambios, síntomas y signos produce sobre el estado de salud del cuerpo y de la mente, dicho de otro modo, qué elementos patológicos son capaces de producir" [6].

Observando la reacción que el medicamento provoca en la persona sana, se evalúa su potencial para curar a los enfermos que presenten síntomas similares a esa reacción producida. Estas experimentaciones se han venido realizando desde los tiempos de Hahnemann en un elevado número de personas sanas de ambos sexos. Como cada persona tiene una idiosincrasia particular, no todas expresan los síntomas provocados por el remedio con la misma intensidad. De este modo, ha sido preciso contar con un amplio número de pruebas antes de poder definir el verdadero poder curativo de cada remedio. La validez de la Homeopatía está por tanto completamente probada por miles de pruebas empíricas en el ser humano [7].

Básicamente, todo remedio homeopático cura aquellas enfermedades cuyos síntomas son iguales a los que puede desarrollar un individuo sano que lo haya tomado. Su función no es otra que excitar los poderes curativos del organismo, provocando una reacción interna que ayude a restaurar la energía vital. A diferencia de la medicina convencional, que introduce en nuestro cuerpo sustancias extrañas que deben luchar contra las enfermedades, la medicina homeopática actúa favoreciendo la propia respuesta inmunitaria del cuerpo, de un modo similar a como actúan las vacunas.

Empleo de pequeñas dosis

La medicina homeopática es bien conocida por su empleo de remedios en pequeñas dosis. Los medicamentos homeopáticos se producen a base de materiales naturales, también llamadas "cepas", que podemos agrupar en las siguientes categorías atendiendo a su origen:

- Minerales y sus derivados. En Homeopatía se emplean tanto minerales puros (como por ejemplo el grafito), como los metales o sustancias que se extraen de ellos (oro, azufre, etc.).
- Vegetales. Con seguridad éste el reino de donde más se nutre la farmacopea homeopática. Muchas de las plantas y árboles usados en Homeopatía son vegetales bien conocidos dentro del ámbito de la medicina naturista, pero la preparación homeopática de estas plantas hace que su efecto sea más profundo, actuando no sólo sobre el cuerpo físico, sino sobre el estado anímico, como veremos a lo largo de este libro. Por otro lado, la Homeopatía, gracias al poder de la dilución, tiene la ventaja de utilizar algunos vegetales que resultan peligrosos a dosis normales, y que por ese motivo suelen ser evitados por la medicina naturista (por ejemplo, la cicuta o el acónito), pero que resultan muy útiles y seguros como remedios homeopáticos.
- Sustancias animales. Algunos medicamentos tienen su origen en diversas sustancias de origen animal, usando tanto animales (generalmente insectos, como la abeja o la tarántula) como sustancias secretadas por los mismos (la tinta del calamar o el ámbar gris de los cachalotes).

- Nosodes. Los nosodes son sustancias muy similares a las vacunas que emplea la medicina convencional. Estas sustancias comprenden gérmenes, secreciones y determinados tejidos animales o humanos que se esterilizan antes de convertirse en medicamentos homeopáticos, razón por la cual son totalmente inocuos para la salud.

Todas estas sustancias dan origen a la enorme cantidad de remedios homeopáticos con los que contamos en la actualidad, y que superan ampliamente los dos millares. Es su dilución y su potenciación (proceso que analizaremos más adelante) lo que convierte a una sustancia aparentemente inerte como puede ser la sal común en un remedio homeopático de profundas cualidades sanadoras.

La dilución de los medicamentos es lo que hace que la medicina homeopática sea prácticamente inocua, ya que aunque algunos de ellos estén elaborados con sustancias venenosas, su alta dilución hace que sea imposible encontrar moléculas de la sustancia original en el remedio final. De este modo, una sustancia como el mercurio, nociva para el ser humano, se convierte en un remedio totalmente seguro una vez que se ha diluido siguiendo las normas homeopáticas.

Por supuesto, surge aquí la principal duda que asalta a todos aquellos que se acercan por primera vez a la Homeopatía, pues si no hay prácticamente trazas de la sustancia original en el medicamento final ¿cómo puede curar?

Acostumbrados como estamos a los medicamentos alopáticos, en los que las moléculas del remedio actúan químicamente sobre nuestro propio organismo, la medicina homeopática es muy paradójica para nosotros. Realmente, hasta donde sabemos actualmente no hay una explicación definitiva de la eficacia curativa de la Homeopatía, así que algunos aluden a la existencia de un "efecto memoria" que actuaría sobre la sustancia disolvente (agua), que retiene así la energía del remedio original, pero evitando su toxicidad química [8].

La falta de una explicación científica para la Homeopatía ha hecho que algunas personas poco informadas achaquen los beneficios de la Homeopatía al denominado "efecto placebo", es decir, que el remedio cura por efecto de la sugestión psicológica. Olvidan estas personas, o seguramente ignoran, que hay múltiples investigaciones "doble ciego" [9] que avalan la eficacia de la Homeopatía. Por otro lado, que existe también una Homeopatía veterinaria, en la que, desde luego, no hay sugestión por parte de un animal que ignora que está siendo medicado.

En cualquier caso, y sea cual sea la razón por la cual actúan los remedios, de lo que no cabe duda es de que son efectivos, como pueden atestiguar los 500 millones de personas que se estima recurren a la

Homeopatía anualmente en todo el mundo. Así que dejemos que los científicos descubran las claves, y nosotros aprovechemos los beneficios de estos remedios para nuestra salud mental y emocional.

Elaboración y uso de los remedios homeopáticos

Como hemos visto, las medicinas homeopáticas se realizan a partir de sustancias simples disueltas. El método de producción de los remedios es ligeramente diferente dependiendo de que la materia prima sea una sustancia de origen biológico o mineral.

Cada sustancia biológica, sea planta, animal o humana, se recoge en el momento más indicado, que es diferente para cada caso. Estas sustancias son testadas para comprobar que están libres de cualquier tipo de contaminación y, como en el caso de los nosodes, se desvitalizan para convertirlos en material inocuo para la salud. A continuación se seleccionan las partes que van a ser empleadas para la producción del remedio, tal y como indica la tradición homeopática.

Estas sustancias se introducen en una mezcla de agua y alcohol etílico, que se denomina "tintura madre", siguiendo estrictos protocolos marcados por las agencias de salud de los países productores (como por ejemplo la *Food and Drug Administration* en los Estados Unidos). Esta tintura madre debe reposar durante un plazo de tiempo que oscila entre los 10 y los 21 días, según las casos, para lograr una completa extracción de los principios activos.

Si la cepa del remedio es una sustancia de origen mineral insoluble, como por ejemplo un metal, se tritura y se mezcla con productos inertes como la lactosa. Si se trata de un producto químico soluble, simplemente se disuelve en agua.

Para realizar una dilución centesimal (técnicamente llamada "deconcentración"), el fabricante toma una parte de la tintura madre o del producto mezclado con lactosa y la mezcla o disuelve en noventa y nueve partes de una sustancia inerte (alcohol etílico o lactosa).

A continuación, agita esta mezcla vigorosamente para lograr una completa mezcla de las moléculas de ambas sustancias. Este proceso de agitado se denomina "potenciación" y, aunque en el pasado se realizaba de forma manual, actualmente se ejecuta con máquinas que producen una agitación y mezcla perfectas.

La sustancia así obtenida, es decir, la tintura o sustancia original, deconcentrada y potenciada, se denomina "primera dilución centesimal", o "1 C.", pues en cien partes de producto hay una sola de sustancia original [10].

Así que en la producción de un remedio homeopático hay dos partes: la deconcentración y la potenciación, y ambas son imprescindibles para crear remedios efectivos.

Tomando una parte de la mezcla 1 C., mezclándola con 99 partes de disolvente y potenciándola, se obtiene la dilución 2 C. Tomando ésta y repitiendo el proceso se obtiene la 3 C., y así todas las veces que sea necesario. De este modo, un remedio que adquirimos en cualquier farmacia homeopática y que presenta una etiqueta que dice: *Sulphur 30 C.*, está hecho a base azufre, disuelto y mezclado con una sustancia inerte, treinta veces.

Hahnemann definió tres tipos de diluciones:
- Decimal (D), en la que la sustancia de base se mezcla en proporción de 9 a 1. Esta dilución se emplea mucho en Alemania, y puede requerir receta médica en algunos casos. La dilución decimal se suele aplicar a trastornos físicos y también a los casos agudos.
- Centesimal (C), en una proporción de 99 a 1. Es la dilución más usual en el resto de Europa y América. Además, es la que recomendamos por su eficacia, por estar exenta de riesgos y porque es la que mejor se aplica a los trastornos psico-emocionales. Generalmente se adquiere sin receta médica, sobre todo a partir de la dilución 12 C.
- Milesimal (M), disuelta en proporción de 999 a 1. Esta dilución tiene una extraordinaria potencia, capaz de producir cambios muy fuertes y rápidos en la persona, cambios que no todos podemos asimilar con facilidad. Por este motivo, no recomendamos su uso si no es bajo la prescripción y el seguimiento de un homeópata, o siguiendo el proceso paulatino que se indica más adelante.

De todas estas diluciones, usaremos normalmente las centesimales (C), sobre todo la 12, la 30 y la 100 C., pues son las más indicadas para los problemas que abordamos en este libro, además de ser totalmente seguras, fáciles de obtener y suaves en su acción.

Las medicinas homeopáticas se presentan actualmente en formas muy diversas, que van desde las pomadas hasta los jarabes, pero las presentaciones más propias de la Homeopatía son en forma de gránulos, de glóbulos o bien líquida.

Los gránulos son bolitas de azúcar de leche (lactosa), de unos pocos milímetros de diámetro, que se impregnan de la sustancia homeopática diluida. Los glóbulos son también bolas de azúcar impregnadas, pero de un diámetro menor que los gránulos. La presentación líquida se suele ofrecer en tarros provistos de cuentagotas para su correcta administración.

Aunque cada presentación tiene su razón de ser, nosotros recomendamos el uso de los gránulos, pues son fáciles de adquirir en cualquier farmacia homeopática, son más útiles y además resultan muy cómodos de usar. Por otro lado, los gránulos tienen un precio muy asequible, cosa que no sucede con la presentación líquida [11].

Los gránulos no se deben tocar con los dedos y por ese motivo, los recipientes que los contienen suelen tener un dispositivo giratorio que permite dejar caer sobre la tapa un número exacto de ellos. Para ello, simplemente hay que ponerlos boca abajo y girar mientras contamos los gránulos que caen. A continuación se destapa el frasco y se introducen los gránulos directamente en la boca.

Es recomendable disolver los gránulos lentamente en contacto con la saliva, para que de este modo se incorporen al organismo de modo paulatino y completo. No es recomendable morderlos ni tragarlos enteros, pues la acción de los jugos gástricos del estómago harían que se perdiera gran parte de su eficacia. Como están hechos de azúcar, tienen un sabor agradable, que es idéntico para todos, independientemente de cual sea la cepa de la que se hayan originado.

Dado los recipientes de gránulos son pequeños, es muy fácil y cómodo llevarlos en un bolsillo o en el bolso de las señoras. En cualquier caso, nunca hay que sacar los gránulos del recipiente antes de tomarlos, ni ponerlos en un pastillero para su uso posterior. Los gránulos van del frasco a la tapa, y de ahí directamente a la boca.

En cuanto a la dosis, hay que comprender en primer lugar que la Homeopatía funciona con criterios muy diferentes a los que estamos acostumbrados a ver en la medicina convencional. La Homeopatía emplea siempre *la dosis mínima posible del remedio que más que se aproxime a nuestros síntomas*. Esto quiere decir que no por tomar más cantidad del remedio vamos a sanar antes o de un modo más profundo.

Así, si lo que buscamos es sanar un trastorno agudo, por ejemplo, una angustia muy fuerte que nos esté afectando en este mismo momento, con taquicardia, sudores y opresión en el pecho o en el vientre, tomaremos una dilución baja, por ejemplo, la 12 C. del remedio indicado, que será la única dosis de hoy. Por ser un caso agudo, la repetiremos dos o tres días más y luego, dejaremos de tomarla. Pasadas dos o tres semanas, haremos una revisión de nuestro estado de ánimo. Si han surgido síntomas diferentes (lo cual es muy probable, pues la ansiedad suele ocultar otros males), sustituiremos el remedio actual por otro que se ajuste a esos síntomas. Si persisten los mismos síntomas haremos otra toma del mismo remedio y esperaremos otro par de semanas a ver el resultado. Si el remedio ha estado bien escogido, sin duda los síntomas se habrán reducido significativamente.

En los casos crónicos tomaremos una única dosis con una potencia más alta, por ejemplo, 30 C. Esperaremos tres semanas o un mes para ver cómo desarrolla sus efectos. Si el remedio está bien escogido, sin duda notaremos cambios significativos. En ese momento podemos repetir la dosis o bien sustituir el remedio por otro, si es que han aparecido síntomas diferentes a los iniciales. Continuaremos así hasta que nos encontremos bien y totalmente recuperados.

Es muy importante dejar claro que el remedio no es el que cura, sino que su función es movilizar las fuerzas sanadoras del cuerpo. Así que cuando el cuerpo se ha puesto en marcha, puede ser innecesario seguir tomando el remedio. En Homeopatía es muy importante observar cómo se modifican los síntomas con el paso del tiempo, pues de esta observación nacerá la necesidad de repetir el remedio, sustituirlo por otro, o bien dejar de tomarlos, señal inequívoca de que nos encontramos bien.

La dosis usual de los remedios homeopáticos es de cuatro o cinco gránulos tomados una vez al día. Podemos tomar el remedio en el momento del día que nos resulte más cómodo, aunque si lo tomamos dos o tres días seguidos, es recomendable hacerlo siempre aproximadamente a la misma hora. En casos muy agudos se pueden hacer dos tomas, una por la mañana y otra por la noche, no más, y nunca más de dos o tres días, pues si el remedio no ha empezado a actuar para entonces, es que está mal escogido.

En el caso de los niños pequeños y las mujeres embarazadas, es conveniente consultar con un experto en Homeopatía antes de consumir cualquier remedio, como por otro lado dicta el sentido común en cualquier tratamiento. En cualquier caso, hay que dejar muy claro que se trata de remedios que carecen de peligros, y que la consulta con el homeópata servirá para ajustar las dosis y las diluciones más recomendables para estas personas.

Para que la eficacia del remedio sea completa, hay que evitar el consumo de determinados productos hasta que hayan pasado, por lo menos, quince o veinte minutos de la toma del medicamento. El café, el té, el alcohol, los cigarrillos y sustancias aromáticas como la menta, son productos que reducen el poder de la medicina homeopática. También es recomendable respetar ese plazo de tiempo antes de cepillarnos los dientes con alguna pasta a base de flúor. Si queremos cepillarnos los dientes inmediatamente después de disolver los gránulos en la boca, lo haremos con el cepillo mojado en agua, pero sin pasta dentífrica. En cualquier caso, y somos consumidores habituales de los productos anteriormente citados, es recomendable abandonarlos, o bien reducir el consumo durante el tratamiento, ya que un cuerpo libre de toxinas reacciona más rápidamente a la Homeopatía.

Para finalizar este apartado, diremos que, como ya habrá notado el lector, los remedios homeopáticos tienen denominaciones en latín. Así por ejemplo, el azufre preparado homeopáticamente es *Sulphur*, y el fruto del cafeto se convierte, por medio de la dilución y la potenciación en *Coffea*.

Esto se debe en principio a la costumbre de seguir las denominaciones que el propio Hahnemann empleó en sus estudios. Aunque pueda parecer un vestigio arcaico, la denominación latina de los remedios nos permite diferenciar al remedio de la sustancia original, lo cual es especialmente importante en el caso de sustancias que en origen son venenosas, pero que preparadas homeopáticamente no son sólo son inocuas, sino que además son curativas.

Además, esta nomenclatura tenido una ventaja extraordinaria en el desarrollo de la Homeopatía en los diversos países, ya que ha permitido mantener una denominación común de los remedios que puede ser comprendida por cualquier estudioso, evitando así confusiones de carácter idiomático. La Homeopatía es un sistema universal, que se entiende igual en la India que en Argentina.

La Homeopatía y los trastornos psico-emocionales

Como hemos visto, la Homeopatía no hace distinción entre las enfermedades del cuerpo y la mente. Ambas son consecuencia de los desarreglos en la energía vital, que se manifiestan del mismo modo en la parte física, emocional e intelectual de la persona.

De este modo, no existen medicamentos homeopáticos específicos para el tratamiento de los males psíquicos, pero sí es cierto que algunos presentan, dentro de su gama de síntomas, una mayor influencia que otros en el campo de la mente. Son éstos por tanto, los remedios a los que prestaremos mayor atención en este libro.

Dentro de estos remedios destaca el denominado grupo de los "policrestos", que es el nombre que reciben todos aquellos que definen de un modo muy específico la personalidad y las afecciones de grandes colectivos humanos. Estos medicamentos son los que se prescriben con mayor frecuencia, y suelen ser tan ricos en cualidades que es frecuente leer expresiones como que tal persona es *Sulphur* o *Pulsatilla*.

Uno de los principios importantes de la Homeopatía clásica, que tiene plena vigencia en la actualidad es la aplicación del remedio único. Es decir, que cada persona debe recibir una única medicina en cada tratamiento, y sólo cambiar a otra si nuevos síntomas aconsejan realizar esa modificación.

Esta idea puede resultar algo difícil de asumir por los neófitos, pues leyendo cualquier libro sobre Homeopatía, uno puede verse reflejado fácilmente en la descripción de varios remedios, por lo que existe la tentación de tomarlos todos juntos.

Ciertamente, ante síntomas diversos, surge la duda sobre qué remedio homeopático será el más adecuado para el tratamiento. Esto es más evidente ante problemas psíquicos o emocionales, pues estos suelen ser más difíciles de diagnosticar, tanto más si es uno mismo el que debe apreciarlos y valorarlos.

En cualquier caso, conviene no caer en el error de tomar diversos remedios combinados, pues la mezcla de sus efectos puede ser bastante contraproducente, activando de un modo desordenado los recursos curativos del cuerpo y reduciendo las posibilidades de alcanzar una sanación efectiva y duradera. En Homeopatía es importante observar cómo actúa el remedio y es evidente que una mezcla de éstos hace imposible realizar un seguimiento definido de sus efectos.

Así que ante la duda entre diversos remedios, nuestro consejo es el siguiente: Entre todos los síntomas, elige aquel que sea más agudo o más molesto en el momento presente y trátalo con el remedio que parezca más ajustado. Si ese síntoma estaba enmascarando otros problemas más profundos, cosa que suele suceder, éstos saldrán rápidamente a la superficie. En ese momento será la ocasión de sustituir el remedio por otro que trate los nuevos síntomas. En todo caso, *siempre tomaremos un único remedio*, que será el que más se ajuste a los problemas psíquicos del momento presente. Nunca sumamos remedios, sino que los sustituimos.

Si existen dudas sobre cuál es el síntoma más agudo, elige uno cualquiera, mejor si es el más molesto, pues disolviéndolo, se allanará el camino para encontrar la solución correcta.

Aclaremos esto con un ejemplo. Es muy común que los estados de ansiedad enmascaren otros síntomas ocultos. La persona siente una súbita aceleración de sus funciones mentales o corporales sin que exista un por qué definido. Está nerviosa, irritable, no puede estarse quieta, y tiene diversos síntomas que cambian constantemente: dolor punzante de estómago, palpitaciones, acaloramiento, etc. Muchas veces, la verdadera causa de estos males puede ser un miedo insuperable y difícil de afrontar, que surge ante cualquier nueva circunstancia vital, como por ejemplo, un enlace matrimonial.

En un primer momento, lo que nos hace sufrir es la ansiedad, y a lo mejor no somos conscientes de que lo que hay por debajo de ella es un miedo insoportable ante el acontecimiento que vamos a vivir. Así, como el síntoma agudo y manifiesto es la ansiedad, es éste el que hay que tratar en primer lugar. Con el paso de los días, la ansiedad y todos sus síntomas de angustia corporal se irán reduciendo. Pero entonces es probable que el miedo oculto se haga visible, y que nos demos cuenta de qué es lo que nos causaba tanto nerviosismo.

Aquí es probable que la persona piense que las cosas han ido a peor, pues antes podía quejarse de sus problemas físicos y de su nerviosismo, pensando quizá que estaba enferma. Pero ahora empieza a darse cuenta de que lo que teme es estar expuesta a las miradas de todos, o bien el compromiso emocional y la responsabilidad que implica un matrimonio, o quizás lo que le sucede es que no está segura de sus auténticos sentimientos. Ahora la persona se ha puesto frente al espejo de sus temores más escondidos, ha reconocido su miedo.

En realidad, lo que se ha logrado es allanar el camino hacia la verdadera causa, pues se ha identificado al enemigo, y nada se hubiera logrado con tomar ansiolíticos. Así que si en ese momento de consciencia sustituimos el remedio para la ansiedad por otro que sirva para afrontar el miedo, es seguro que alcanzaremos una curación verdaderamente completa y definitiva. La persona de nuestro ejemplo enfrentará sus temores y aprenderá que no puede dejarse dominar por ellos, tomando aquellas decisiones que sean mejores para su propia vida, recuperando la iniciativa y la fuerza perdidas.

En la Homeopatía, todos los caminos llevan a una solución correcta, simplemente hay caminos más largos o más cortos, dependiendo de cuál sea nuestra claridad mental y del grado de conocimiento que tengamos acerca de nosotros mismos (que generalmente es más bajo de lo que nos gusta creer).

Los remedios homeopáticos funcionan siempre por similitud con los síntomas que pretenden sanar. De este modo, si alguien se equivoca y toma un remedio que no tiene nada que ver con sus males, no le sucede absolutamente nada. No mejora, evidentemente, pero tampoco empeora. Por tanto, no hay que temer al error cuando se trabaja con Homeopatía.

Si tomamos un medicamento que no es el más ajustado a la sanación de nuestros males, simplemente estaremos alargando el tiempo de curación, pero no nos produciremos ningún perjuicio. De hecho, en algunos casos no es tan fácil dar con el remedio más ajustado a la primera. Así que en ocasiones elegiremos remedios próximos al ideal, que no producirán una curación plena, pero que despejarán el camino y nos servirán como pista para hallar el correcto. Como digo, al final todos los caminos llevan a una solución correcta, y no hay por qué tener miedo a experimentar y a aprender en el proceso, ya que no hay ningún peligro para nuestra salud.

Los remedios constitucionales

Dentro del amplio espectro de la curación Homeopática, tenemos que hacer obligada mención a los denominados "remedios constitucionales". Estos remedios son aquellos que actúan sobre patrones de conducta muy arraigados en la persona. Su espectro de acción es amplio y profundo. Generalmente actúan despacio, pero tienen un efecto definitivo sobre las personas. Más allá de los males agudos o crónicos, los remedios constitucionales apelan a la parte más honda del ser humano.

Este tipo de remedios se escogen por su profunda similitud con nuestra personalidad, y más que tratar unos síntomas pasajeros, son remedios que pretenden mejorar diversos aspectos de nuestro carácter o nuestro comportamiento. Un remedio constitucional ejerce su acción durante un período muy prolongado de nuestra vida, pues describe la persona que somos y la que queremos llegar a ser.

Los remedios constitucionales deben estar muy bien elegidos, suelen ser policrestos [12], y normalmente surgen tras haber probado con diversas sustancias a lo largo del tiempo, ya que no son fáciles de reconocer para el neófito.

La experiencia dice que todos empezamos nuestro recorrido por la Homeopatía tratando los síntomas más agudos, que son los que más nos angustian en esa etapa inicial. Poco a poco, y surgiendo desde abajo, empiezan a salir a la superficie las heridas más profundas, los trastornos crónicos que dieron origen a estos síntomas iniciales. Esos problemas crónicos son los que suelen tratar a continuación, con los mimos u otros remedios.

Pero hay un tercer nivel, más hondo aún en nuestra personalidad, que se relaciona con las vivencias más profundas, con los anhelos más escondidos de nuestra alma. Este nivel profundo requiere un tratamiento especial, que sólo se alcanza cuando lo más externo ha sido sanado.

De hecho, cualquier persona que use la Homeopatía durante un cierto período de tiempo, acaba siendo atraída hacia su remedio constitucional. Quizás en el pasado se trató de un remedio que pasó desapercibido ante sus ojos, pero cuando llega el momento oportuno, cuando se alcanza el nivel de claridad y de conocimiento suficientes, éste surge ante nosotros con entera claridad.

La forma de tomar los remedios constitucionales está muy guiada por la propia intuición y el conocimiento adquirido acerca de cómo funciona la Homeopatía en nuestro organismo, pero podemos dar una idea genérica de cómo se utilizan.

Lo usual es comenzar con una dilución media, como la 30 C. y dejarla actuar durante al menos un mes. Luego se repite el remedio y se espera un tiempo similar. En dos meses, el remedio habrá desplegado gran parte de sus cualidades sanadoras, pero surgirán elementos más profundos que deberán seguir siendo tratados.

Cuando esto suceda, usaremos una dilución más potente, como por ejemplo la 100 C. Unos meses después, quizá sintamos la necesidad de ir más a fondo y elegiremos una o dos tomas a dilución 200 C. Poco a poco, con tiempo y mucha dosis de autoobservación, se puede ir subiendo hasta diluciones milesimales realmente potentes, pero cuyo efecto, al haberse empleado de modo paulatino, será plenamente benéfico.

El empleo de los remedios constitucionales requiere, como hemos dicho, una buena dosis de conocimiento y práctica con la Homeopatía, así como mucho sentido común. Nunca se debe comenzar con diluciones fuertes, pues probablemente tendrán un efecto demasiado potente, que puede llegar a asustarnos, sino trabajar poco a poco y yendo de menos a más. Este es un trabajo para meses o años, así que hay que tener paciencia y prudencia. Ahora bien, los resultados de este tipo de trabajo interior son realmente fascinantes.

En nuestra búsqueda del remedio correcto, tanto en los casos agudos, como en los crónicos, o usando remedios constitucionales, podemos contar con la ayuda de algunas guías. Entre estas ayudas merecen destacarse las Leyes de Hering, que son una de las mejores pautas para comprender cómo evoluciona el proceso de sanación.

Leyes de la curación homeopática

Las leyes de curación homeopática fueron formuladas por un médico alemán, Constantine Hering, que emigró a Estados Unidos en 1830 y que es considerado el padre de la Homeopatía norteamericana. Estas leyes, cuyo número es de tres, representan una gran ayuda en la evaluación del proceso curativo, como veremos a continuación.

La primera ley de Hering establece que el proceso de curación avanza desde las partes más profundas del organismo (la zona mental y emocional), pasando luego por los órganos internos, para acabar en las zonas más externas, como son la piel y las extremidades. De este modo, cuando el proceso curativo está siendo efectivo, se nota primero en el estado anímico, para acabar repercutiendo en la parte física exterior. En este proceso, es normal sentir un leve empeoramiento de los síntomas externos, por ejemplo, con la aparición o el agravamiento de algunos problemas cutáneos. Estas molestias se producen al ser "expulsada" la enfermedad desde dentro hacia fuera, y debe remitir en poco tiempo, dando lugar a un estado de salud interior y exterior.

Si en un plazo razonable vemos que el proceso se da a la inversa, es decir, si se calman los síntomas externos pero empeora el estado psíquico, no estamos asistiendo a una verdadera curación, sino que simplemente estamos sofocando unos síntomas con un remedio inadecuado. Esto se hace muy evidente en determinadas enfermedades de la piel, que vienen provocadas por un estado emocional de gran tensión, como el herpes. Si tratamos sólo el mal externo, tal como hace la medicina convencional con cremas de aplicación local, estaremos ahogando el problema interior, que se manifestará por alguna otra vía y de un modo más virulento.

La segunda ley de Hering indica que, a medida que la enfermedad desaparece, los síntomas aparecen y desaparecen de modo inverso a su orden cronológico de aparición original. Por decirlo de otro modo, es como si pusiéramos a funcionar la máquina del tiempo hacia atrás. Muchos síntomas correspondientes a trastornos pasados se vuelven a experimentar, lo cual es muy positivo, porque indica que esos problemas no estaban superados y de este modo pueden curarse por completo.

Generalmente todos tenemos la tendencia a eliminar los síntomas molestos sin preocuparnos de buscar la verdadera causa que los origina. Los síntomas son siempre una señal de aviso que debemos atender. Así, si nos duele la cabeza, solemos tomar un analgésico para calmar el dolor, cuando quizá lo que deberíamos hacer es revisar nuestro ritmo de vida, si trabajamos en exceso o dormimos demasiado poco, antes que sofocar unos síntomas que quedarán ahí encerrados, pero no curados.

Por último, la tercera ley de Hering dice que la curación se mueve desde las partes superiores del cuerpo hacia las inferiores. Así, si por ejemplo nos duele la cabeza y empezamos a tratar ese síntoma desde el punto de vista homeopático, ese dolor puede moverse al estómago. Pues bien, esa es una señal muy positiva, que indica que el proceso curativo está en marcha. En pocos días, sin duda, ese dolor bajará hasta los pies y se irá para siempre.

Así que según estas leyes, los síntomas desaparecen:
- Desde el interior hacia el exterior,
- primero los más recientes y luego los más antiguos,
- y desde la cabeza hacia los pies.

Las tres leyes de la curación de Hering son una guía extraordinaria para reconocer la eficacia de un proceso sanador. Los pequeños agravamientos que acompañan a un tratamiento homeopático son, por tanto, completamente naturales, y debemos recibirlos como una señal inequívoca de que el proceso curativo está en marcha y que pronto nos veremos libres del mal que nos aqueja.

En resumen, es totalmente normal y positivo sentir cambios, pequeños agravamientos o movimiento en los síntomas físicos, psíquicos y emocionales mientras nos tratamos con la medicina homeopática. Todos estos cambios son una buena señal y deben ser bien recibidos, pues indican que nuestra propia energía interior se está poniendo en marcha y que busca recuperar el equilibrio perdido.

En las siguientes páginas vamos a tratar los diversos males psico-emocionales que nos pueden afectar en uno u otro momento de nuestras vidas. Están agrupados en quince grandes temas, que a su vez podrían subdividirse en muchos más. Entre todos ellos te recomiendo que busques aquel o aquellos que más se asemejen a tu estado o problema actual. Lee con atención la descripción inicial, y concédete un tiempo para estudiar despacio los diversos remedios y su campo de acción, a fin de elegir el más apropiado.

Si tienes dudas en tu elección, puedes dirigirte a la tercera parte de este libro: "Los remedios psico-emocionales", donde podrás ampliar los datos referidos a aquellos remedios que susciten tus interrogantes, realizando una comparación más precisa.

Los problemas y las soluciones

La ansiedad y la angustia

En el lenguaje cotidiano empleamos con mucha ligereza la palabra "ansiedad", pues muchas veces confundimos este término con el deseo más o menos imperioso de obtener algo o alcanzar algún resultado. Son comunes frases como "estoy ansioso/a por obtener ese ascenso", etc. Vemos así que con la ansiedad sucede algo similar a lo que ocurre con otros trastornos psíquicos, que se han visto reducidos a meras fórmulas retóricas, vacías de contenido y por tanto, engañosas.

Realmente, la ansiedad es un problema psíquico y emocional muy importante, que en algunos casos puede causar un grave trastorno en nuestra vida cotidiana. Muchas personas aquejadas de ansiedad tienen serias dificultades en su trabajo, en sus relaciones personales e incluso en actos muy simples de la vida diaria, como salir a la calle o enfrentarse a cualquier mínima dificultad.

La ansiedad, entendida como auténtico malestar psíquico, es un estado de aprensión, un temor interno muy fuerte que nos agobia y nos agota mentalmente. La ansiedad provoca nerviosismo exagerado, incapacidad de conciliar el sueño y pensamientos recurrentes que no conducen a ningún resultado concreto.

Quizá lo peor de la ansiedad es que en muchos casos el origen del estado ansioso es desconocido, e incluso puede tener una causa completamente irracional. De hecho, algunas personas sufren este trastorno sin tener una idea clara del motivo de sus temores, lo que sin duda incrementa de un modo notable sus sufrimientos. Sentir que nuestra vida se nos va de las manos, que no podemos controlar el nerviosismo, y carecer de un motivo concreto para ese descontrol es algo que agobia incluso a los individuos más estables.

En realidad, no hay ansiedad sin causa. Lo que sucede es que muchas veces esta causa está bien encerrada en nuestro corazón, y no sabemos o no queremos verla. Por ejemplo, entrar en una etapa de nuevas responsabilidades familiares, es decir, el miedo al matrimonio, el temor a tener hijos, o a romper una unión que a pesar de las apariencias sabemos que no es satisfactoria, son causas muy comunes de esta ansiedad sin causa aparente.

Otro elemento causante de ansiedad son los conflictos laborales. Por ejemplo, el miedo a no rendir como se espera de nosotros o a tomar responsabilidades que resultan excesivas. Entra aquí en juego lo que se denomina "síndrome del impostor", es decir, el temor a que los otros descubran que no somos tan capaces como parece a simple vista, o que nuestros logros sólo están basados en una buena fortuna que antes o después se acabará. Este síndrome, que tiene su origen en una baja autoestima, aqueja a muchas personas, aunque no sean capaces de reconocerlo abiertamente.

Frente a estos factores más o menos ocultos, existen también causas evidentes que hacen surgir los síntomas de la ansiedad. Por ejemplo, la cercanía de un examen importante, tener que pronunciar una conferencia, o presentar una tesis o un trabajo en público, son causas muy comunes de ansiedad. En estos casos, el propio temor causa más problemas que las presuntas dificultades del trance que nos espera, pero aún así nos dejamos llevar por el nerviosismo.

Todos los que alguna vez hemos tenido que hablar ante un auditorio, sabemos por experiencia que el público suele ser más comprensivo de lo que imaginamos. Cuando el orador se queda con la mente en blanco o no alcanza a dar con la palabra adecuada en el momento preciso (y eso les sucede también a los mejores), el auditorio guarda un respetuoso y comprensivo silencio. Con un poco de tranquilidad se recupera el hilo del argumento y no pasa nada.

Aunque suelen ir unidas, conviene diferenciar la ansiedad de la angustia. La angustia es la ansiedad expresada como síntoma corporal. Se siente en nuestro organismo como palpitaciones, ahogo, opresión en el corazón, mareos, sofocos, sudores, hormigueo en las extremidades, etc. La persona que la padece puede llegar a tener miedo a morir de un paro cardíaco. Siente que le arde todo el cuerpo, o piensa que va a perder el conocimiento por falta de oxígeno en sus pulmones. En casos extremos, esta ansiedad provoca enfermedades reales, y si se prolonga en el tiempo, causa un incremento de la tensión arterial y problemas cardiacos que pueden llegar a ser graves.

Según algunos estudios, un porcentaje importante de los procesos cancerosos surgen en personas que han padecido un episodio de gran ansiedad o angustia en el último año, lo que indica con claridad lo perniciosa que puede llegar a ser esta enfermedad psíquica.

Tanto la ansiedad como la angustia leves pueden ser tratadas por medio de la homeopatía. En casos más graves y prolongados en el tiempo, que causen una incapacidad casi total para llevar una vida normal, recomendamos la visita a un psicólogo. En estos casos, y cuando los síntomas se hagan más llevaderos, se puede usar la homeopatía como complemento.

Remedios homeopáticos para la ansiedad
Agaricus
Es el remedio específico para las personas que sienten un gran miedo a la enfermedad. Están ansiosos con el resultado de alguna prueba médica, y especialmente tienen temor a desarrollar un cáncer. Estas personas sufren terriblemente por algún mal que quizás no exista, pero que ha tomado cuerpo en sus mentes.

Argentum nitricum
Este es el remedio para aquellos que sufren ansiedad anticipatoria, ante un examen o una charla pública. Sienten claustrofobia y evitan las aglomeraciones de gente. Expresan su ansiedad a través de la actividad física, moviendo las manos sin parar o caminando de un lado a otro de las habitaciones. Tienen poca confianza en sí mismos, y tienden a vivir con agitación y muchas prisas. Parece como si el tiempo nunca les alcanzara para hacer todo lo que desean, pero al mismo tiempo están temerosos de que llegue el momento de demostrar sus habilidades a los demás, pues temen fracasar.

Bryonia
Bryonia es la medicina para aquellos que viven irritados y ansiosos por sus conflictos laborales. Suelen ser personas muy responsables, hasta el punto de preocuparse en exceso por cuestiones que no son de su incumbencia. En su empleo ponen más energía y dedican más tiempo que los propios dueños de la empresa, y sienten que el negocio sólo funcionará con su empeño. Son personas solitarias y malhumoradas, que padecen un gran estrés. Necesitan liberarse de las muchas cargas que se autoimponen para poder ser felices.

Calcarea carbonica
La persona *Calcarea carbonica* es muy ordenada y metódica. Su ansiedad no es evidente para los demás, pues temen causarles preocupación y la ocultan. Piensan que se van a derrumbar, pero viven sus temores y su ansiedad en silencio. Son personas introvertidas y reservadas, que tienen miedo a la suciedad, a las ratas, las enfermedades, la oscuridad o la pobreza. A través del orden y la limpieza extrema quieren apartar de sí todo aquello que temen, pero rara vez lo logran por completo.

Calcarea fluorica
Tienen las mismas características que en el caso anterior, sólo que su ansiedad viene causada por cuestiones de dinero, pudiendo llegar a la avaricia. Son personas que vigilan al detalle sus cuentas bancarias y

que cuidan sus gastos al céntimo. Generalmente sufren mucho por lo que consideran costos inútiles en su vida, por lo que su avaricia les lleva a padecer algunas privaciones innecesarias.

Gelsemium

Este remedio es útil para aquellas personas que tienen miedo a cosas muy diversas. En los primeros momentos de la crisis se quedan paralizadas, tiemblan y son incapaces de hablar. Viven en un estado de ansiedad anticipatoria, temen el fracaso y cualquier fatalidad. Son personas muy tímidas, que pierden con facilidad el control de sí mismos. Los síntomas son similares a *Argentum nitricum*, sólo que en este caso aparecen más agravados y pueden llegar a ser incapacitantes en algunas personas.

Iodium

Este es un remedio apropiado para las personas que viven en medio de un gran estímulo mental que les lleva a estar pensando continuamente en las cosas más diversas. Su mente es como una olla a presión, que puede dejar escapar el vapor o bien explotar. Físicamente sienten mucho calor y pueden sudar copiosamente. Su ansiedad les obliga a comer continuamente, a fin de aplacar su fuego interior. La falta de alimento les provoca irritabilidad.

Medorrhinum

La ansiedad de *Medorrhinum* es también de tipo anticipatorio, como en el caso de *Argentum nitricum*, sólo que en este caso existe una gran carga de culpa y autorreproches causados por errores o circunstancias del pasado. La memoria de corto alcance está muy debilitada, y pueden olvidar con facilidad un nombre o un número de teléfono que les acaban de dar. Estas personas están muy irritadas consigo mismas, ya que se consideran muy torpes y creen que su falta de inteligencia les provocará más problemas en el futuro.

Psorinum

Esta persona tiene un temor irracional a la pobreza, como sucede con *Calcarea fluorica*. En el caso de *Psorinum*, la ansiedad no viene directamente provocada por la avaricia, sino por el exceso de trabajo. Efectivamente, estas personas se esfuerzan mucho y llegan a sentir una ansiedad extrema pensando que perderán su empleo en cualquier momento y que entonces se verán abocados a la indigencia y el hambre. Este temor les obliga a trabajar más duro y les impide descansar por las noches.

Rhus toxicodendron

A *Rhus toxicodendron* le cuesta mucho descansar, y se sienten ansioso por cuestiones que rayan en lo irracional. Las personas a las que se aplica este remedio son víctimas de algunas supersticiones o conductas extrañas, y pueden tener un temor espantoso a ser envenenadas, o a resultar víctimas de algún conjuro o maleficio. La causa de sus males está realmente en su propia mente, pero ellos lo ven como una amenaza externa. Este miedo les provoca mucha ansiedad y una tortura mental que les obliga a pasar las noches en blanco.

Silicea
La persona *Silicea* es tímida, pero muy inteligente. Quizás ha vivido alguna ruptura o pérdida en su familia y por eso padece una gran inseguridad. Tiene un gran temor al abandono y puede padecer cierta ansiedad ante el miedo de no ser querida como desea. Estas personas tienen temor a los conflictos familiares, sobre todo a las separaciones, y si han de vivirlas, sufren mucho y padecen ataques de ansiedad.

Remedios homeopáticos para la angustia
Aconitum
El remedio *Aconitum* es bastante fácil de prescribir, ya que se relaciona con los ataques de angustia que se somatizan en el área del corazón. Se trata de personas que no padecen ninguna enfermedad cardiaca, pero que sufren a causa de un gran miedo a morir por un fallo súbito de este órgano. Padecen ataques de pánico repentinos acompañados de palpitaciones o pesadez en el pecho. Este remedio cursa a veces con miedos diversos, como a viajar en avión, a los espacios cerrados o a los lugares abiertos, pero la clave para reconocerlo es su somatización en el corazón y la aparición repentina de los síntomas. En cualquier caso, conviene consultar con un médico para descartar una auténtica lesión cardiaca.

Arsenicum album
Estas personas sufren de palpitaciones, ahogo, inquietud y necesidad de huir de los problemas. Caminan de un lado para otro como si les quemaran las plantas de los pies. Tras períodos de gran agitación caen en la extenuación. Sienten terror a la muerte y combaten su ansiedad con actividad. A veces piensan en la otra vida y tienen miedo a condenarse eternamente por sus pecados, o a arrastrar un mal karma, ya que tienen graves problemas de conciencia. Son personas impulsivas, obsesivas con el orden, trabajadoras y perfeccionistas. Los síntomas empeoran por la noche y en soledad.

Moschus
La angustia de *Moschus* puede estallar en cólera con cierta facilidad. Este es un buen remedio para personas que están bajo presión y que son incapaces de expresar sus emociones con claridad. Caen en comportamientos histéricos porque están guardando demasiados sentimientos dentro de sí. Pueden padecer de asma, o tener la sensación de

que se les forma una gran bola en la garganta que impide tragar o respirar.

Phosphorus

Es el remedio para las personas ansiosas, temerosas, que viven sufriendo por presentimientos sombríos. Padecen hipocondría, temen cualquier enfermedad, presentan síntomas diversos que no se relacionan con ninguna enfermedad real que puedan padecer, y son muy excitables. Las tormentas acompañadas de aparato eléctrico les provocan estados de total desolación. En la persona *Phosphorus* se alterna la euforia con la apatía. Cuando se encuentra bien es extrovertida y tiene con facilidad para relacionarse con los demás, pero las emociones negativas o las desgracias ajenas les afectan profundamente.

Pulsatilla

Pulsatilla se aplica a la ansiedad que sufren algunas mujeres por causas sentimentales. Estas mujeres desean ser amadas, pero en realidad tienen cierto temor a la compañía masculina. La ansiedad les provoca una sensación de acaloramiento que se siente sobre todo en la cabeza y la cara. Esta sensación no provoca sed, pero empeora con el calor y el reposo. En algunos casos, se refleja en zonas muy concretas como los párpados (con sensación de tener arena dentro), o con dolores de oídos o de muelas de origen nervioso. Las mujeres que sufren esta forma de ansiedad padecen una regla escasa o incluso inexistente. El deseo sexual también desaparece por completo.

Sulphur

La persona *Sulphur* sufre un gran tormento mental, con ideas que llenan por completo su mente a todas horas. Por el día, es un individuo optimista y activo, pero por las noches se vuelve irritable, triste y gruñón. Se despierta de madrugada con gran ansiedad, palpitaciones, ahogos y pesadez de los miembros. Son personas intelectuales, pero su mente no les proporciona todo lo que necesitan para ser felices en la vida, y de hecho tienden a ahogarse en sus propias ideas.

Complementando el tratamiento

Hay muchas estrategias de conducta que podemos seguir para complementar y reforzar el tratamiento homeopático de la ansiedad y la angustia. He aquí algunas sugerencias:

- Si la ansiedad es muy intensa y nos impide realizar una vida normal, es necesario acudir a un especialista, psiquiatra o psicólogo, que nos ayude a encontrar soluciones adecuadas. Algunas terapias pueden ser muy útiles para el tratamiento de los casos más agudos de ansiedad.

- Los fármacos (ansiolíticos) pueden ser útiles a muy corto plazo y en los momentos más críticos, pero a medio y largo plazo crean dependencias que pueden ser tanto o más dañinas que la propia ansiedad. Por supuesto, nunca hay que tomar un fármaco sin prescripción médica.
- En los casos crónicos y a largo plazo, la ansiedad sólo se libera tratando los factores que la desencadenan. Si sufrimos por fobias, problemas de pareja o conflictos laborales, hay que enfrentarse a ellos y buscar soluciones del tipo que sean. Nunca superaremos una ansiedad si no resolvemos aquello que la provoca.
- Aprender técnicas de relajación y de meditación es una terapia excelente contra el estrés. El yoga, el tai-chi, la respiración e incluso ciertos tipos de danza o de expresión corporal, nos pueden ayudar mucho en este proceso.
- Cultivar las relaciones sociales. El apoyo de los amigos y la familia es fundamental para el tratamiento de la ansiedad. Hablar de lo que nos sucede, expresar nuestros temores, es una de las claves para poder racionalizar y comprender mejor esos sentimientos. Aquí no es tan importante encontrar soluciones como compartir sentimientos, dejar salir aquello que nos atormenta.

La apatía

La apatía es la falta de vigor, de ánimo para enfrentar las tareas cotidianas, sumada a una impasibilidad del ánimo que se relaciona con la carencia de interés por las circunstancias actuales. Es la calma llevada al extremo de la indolencia, y puede tratarse de un estado pasajero, que muchas personas experimentan en algún momento de sus vidas, o de un verdadero rasgo de carácter, que evidentemente tiene unas raíces profundas en la personalidad y que cuesta bastante sanar.

Normalmente, la apatía temporal, es decir, aquella que surge en personas que en otro tiempo eran animadas y activas, se confunde fácilmente con la depresión. De hecho, uno de los síntomas del estado depresivo es precisamente la falta de estímulos, la pérdida de las ganas de vivir o de disfrutar. Pero a diferencia del estado depresivo, que tiene una profunda carga emocional, en la persona apática domina la atonía sentimental, la sensación de que todo da igual y de que no hay nada que hacer para cambiar las circunstancias de su vida.

Así, la depresión provoca en muchas personas una sensación de tristeza generalizada, que les impulsa a llorar y que se mezcla en ocasiones con el enfado o la ira. El deprimido está lleno de reproches hacia sí mismo y padece un gran sentimiento de minusvalía personal. Estas emociones negativas le llevan a castigarse, a hacerse daño o incluso a desear la muerte. El apático, en cambio, está viviendo una etapa en la que parece que no siente nada. Vive inmerso en el completo aburrimiento, piensa que no hay solución, y por supuesto, no hace nada por hallarla

Es fácil reconocer al apático porque le cuesta levantarse de la cama día tras día. Si ha de acudir al trabajo, lo hace con un aire de cansina resignación. Sus horas libres las pasa recostado frente a la televisión, cambiando de canal de modo mecánico, sin fijarse aparentemente en lo que ve y sin sentir un auténtico interés por nada. En las conversaciones, está ausente y responde con monosílabos, dando a entender con claridad que no tiene el más mínimo interés en lo que se le dice. En muchos casos, estas personas se descuidan por completo, pierden el interés por su higiene o por la limpieza y el orden de su entorno, por lo que pueden llegar a causar una impresión desagradable a los demás.

Si se trata de un niño o adolescente, seguramente presentará problemas en su rendimiento escolar, y no es extraño que pase sus horas muertas ante la televisión, conectado a Internet o entretenido con algún videojuego.

A pesar de sus matices diferenciales, es cierto que la apatía y depresión son males que se mezclan con facilidad, y muchas personas que están viviendo una etapa crítica en sus vidas pueden alternar ambos estados, pasando de uno a otro sin solución de continuidad. He observado muchas veces que la apatía no es sino la máscara de la depresión, cuestión que es especialmente cierta en el caso de las depresiones en los niños y adolescentes.

La apatía siempre es un rasgo preocupante en los niños, pues como se ha indicado anteriormente, suele ser una forma de enmascarar sentimientos depresivos que el niño, por regla general, no comprende y no sabe manejar.

En cambio, en el caso de los adolescentes hay que ser más cautos. Hay casos verdaderamente graves, en los que el joven padece un verdadero tormento interior, una depresión que puede desear solucionar por medio de las drogas o de comportamientos antisociales.

Pero también es cierto que en muchos casos, la apatía adolescente no es sino un paso más en su desarrollo personal, y salvo en los casos graves que se han indicado anteriormente, no es en sí misma un rasgo de conducta enfermizo.

Personalmente, relaciono la apatía adolescente con las primeras experiencias de frustración vital que se producen cuando el joven ha de empezar a enfrentarse al mundo de un modo autónomo, cada vez más alejado de la protección familiar. Realmente, nuestra vida está llena de motivos de alegría, pero también de pequeñas o grandes frustraciones. No todos nuestros deseos se cumplen, y por supuesto, la vida no es siempre justa ni compasiva. Aprender a vivir con los fracasos o las frustraciones es sin duda una de las fases más importantes del desarrollo de la persona. De hecho, es un aprendizaje difícil, que a todos nos cuesta mucho alcanzar, ya que la frustración es algo que siempre nos irrita y nos entristece.

Las primeras fases de este aprendizaje se producen, al menos idealmente, en la infancia, cuando observamos que nuestros padres, con buen criterio, no nos dan todo lo que exigimos. Pero cuando hemos de salir al mundo por nuestros propios medios, es decir, en la adolescencia, es cuando de verdad observamos que existen las limitaciones, las leyes y las costumbres sociales.

Todos esos límites existen, están ahí tanto si nos gusta como si no, y aunque puede ser divertido e incluso bueno quebrar algunos de ellos, no hay duda de que una rebeldía excesiva puede acarrearnos bastantes problemas.

El adolescente reacciona ante estos límites con una mezcla de apatía y rebeldía que es, a fin de cuentas, la base sobre la que construirá su personalidad adulta: la apatía se convertirá en aceptación y la rebeldía en capacidad de lucha y ambición personal. De esta mezcla de actitudes contrapuestas es de donde surge la personalidad adulta: aceptación de lo que no podemos cambiar y ambición para mejorar nuestra vida.

Evidentemente, hay múltiples factores que pueden torcer este saludable desarrollo de la personalidad. Así, no es extraño que haya personas adultas que reaccionan ante los problemas de su vida con la apatía o con una rebeldía exagerada que desemboca con facilidad en estallidos de cólera, como veremos en el capítulo dedicado a los remedios para la ira. Y es que todo lo que no se desarrolla en la adolescencia queda pendiente de resolución en etapas posteriores de la vida.

Por último, hay que establecer también una distinción entre la apatía y el cansancio físico, que puede provocar unos síntomas similares a la primera. El cansancio cotidiano suele estar provocado por un estrés crónico que afecta no sólo a las capacidades mentales o al área afectiva, sino al propio cuerpo físico, aunque no se haya visto sometido a ningún esfuerzo especial. Entre los remedios para el cansancio está, sin lugar a dudas, una revisión y un cambio en nuestro modo de vida, cosa que no siempre es posible, pero que hay que plantearse con seriedad cuando estos síntomas surgen con urgencia.

Afortunadamente, la homeopatía tiene remedios para la apatía y el cansancio, remedios que nos ayudarán a superar estos trastornos, o quizás a identificar sus verdaderas causas, lo que nos permitirá encontrar las soluciones que tanto necesitamos. La homeopatía puede ayudar tanto a las personas que sufren un episodio de apatía en sus vidas como a aquellos que son apáticos o vagos por naturaleza, aunque en este último caso es evidente que el proceso curativo debe prolongarse durante un tiempo más elevado.

Remedios homeopáticos para la apatía o el cansancio mental
Alumina

El remedio *Alumina* se aplica a aquellas personas que viven desorientadas, quizás porque han perdido la memoria o porque sus facultades mentales se hallan disminuidas por alguna causa. La confusión les lleva a la angustia y a un profundo sentimiento de vacío e inutilidad. Están perdidos ante los retos de la vida, por eso se refugian en su inteior.

Anacardium

La persona *Anacardium* padece una gran indiferencia hacia aquellos que conforman su entorno social. Desea vivir aislado, pues no soporta el contacto con los demás, y se despreocupa de los problemas que atañen a los otros. La necesidad de expresar sus sentimientos les hace sentir dolores en la garganta, padeciendo como si tuvieran una espina clavada en ella.

Argentum nitricum

Este es un medicamento muy especial dentro de los problemas de apatía, ya que se refiere a aquellas personas que sienten un gran vacío en su interior, e incapaces de reconocerlo, lo proyectan fuera de sí. Sienten una gran atracción por los espacios vacíos o las alturas, pero al mismo tiempo los temen, pues creen que si se asoman, caerán.

Baryta carbonica

Baryta carbonica es apropiado para aquellas personas que han perdido la motivación en su trabajo. La desgana les lleva a huir de la competitividad, por lo que su rendimiento disminuye de modo alarmante. Actúan con lentitud y tienen temor a hacerse escuchar. La memoria se debilita por momentos y peligra la situación económica.

Carcinocinum

Este es el remedio para aquellos que están ocupándose siempre del bienestar de los demás, sin darse tiempo para sí mismos. Se angustian por cualquier cosa que pueda suceder, y tienen gran compasión, pero en sus constantes desvelos por los otros, pierden interés por cuidarse. Sienten que su propia vida es un pozo vacío y padecen una baja autoestima crónica.

Calcarea phosphorica

La persona *Calcarea phosphorica* siente un gran aburrimiento y desánimo ante la vida que le ha tocado vivir. En el fondo de su corazón desea "cambiar de aires". Por ese motivo sueña con viajar, con escapar de su entorno. Cree que la solución a sus problemas está en la huida, en el abandono de sus responsabilidades, siguiendo el viejo dicho de que la hierba es más verde en el jardín del vecino. Este es un remedio que suele ser eficaz en algunos trastornos de la adolescencia, sobre todo en aquellos jóvenes que huyen de sus responsabilidades, e incluso que escapan del hogar. También para los que faltan a de vez en cuando a clase o abandonan por completo los estudios.

China

Este remedio es beneficioso para las personas que viven inmersas en sus propios sueños y fantasías. Creen que sus deseos se cumplirán tal como desean, aunque estos sean de difícil realización e incluso imposibles. Se refugian en su mundo mental como un medio para escapar de un entorno que consideran hostil.

Kali carbonicum

La persona *Kali carbonicum* padece una gran rigidez que le hace apartarse de la vida social. Está tan preocupada de cumplir las normas, de seguir las leyes, o lo que según su criterio son las buenas costumbres del pasado, es decir, de todo lo que es externo o aparente, que carece de interés por el fondo, por el contenido de los sucesos o de las personas que le rodean. Cuando ha de enfrentarse a cuestiones profundas, a verdaderos retos morales, pierde el interés, ya que todo su afán está puesto en cumplir todas esas normas vacías que tanto le distraen.

Sepia

La persona *Sepia* se siente incapaz de amar a sus familiares o seres queridos. En el fondo de su corazón desea la soledad, y por ese motivo bloquea sus emociones y descuida sus relaciones afectivas. La mujer *Sepia* no cuida su aspecto físico, pero a diferencia de *Sulphur*, que simplemente se abandona, *Sepia* tiene una motivación interior, y es que intenta ser lo menos atractiva posible ante los ojos de los hombres. Es una persona que habla poco y que trata a los demás de un modo áspero y desabrido. Este es un buen remedio para aquellas personas (sobre todo mujeres) que acaban de sufrir una gran decepción sentimental y ya no desean gustar a nadie.

Sulphur

La persona *Sulphur* posee una mente llena de ideas, de proyectos, que en ocasiones llegan a abrumarle. En muchos casos, este exceso mental no es sino un medio para llenar con pensamientos su vacío existencial. Las ideas obsesivas se desarrollan con más facilidad por la noche, y provocan estados de agotamiento acompañados de insomnio y palpitaciones cardiacas. Estas personas pueden llegar a perder el interés por su apariencia, y presentarse a los demás de un modo desaliñado, sin preocuparle lo que piensen los otros o el rechazo que puedan generar, ya que han decidido vivir en su propio mundo interior. Suelen ser bastante indiferentes a los placeres de la vida, y tienden a alternar los episodios de intensa actividad mental con otros de completa pasividad.

Remedios homeopáticos para el cansancio físico
Cocculus

La persona *Cocculus* siente una gran angustia por sus seres queridos. Cuida de las personas de su entorno hasta la extenuación, y puede sufrir episodios de agotamiento que afectan tanto a la parte física como a la mental, en este caso debido al exceso de preocupaciones. El sueño es escaso y no proporciona el reposo necesario.

Gelsemium

La fatiga de *Gelsemium* afecta seriamente a los músculos, como sucede en el caso de *Stannum*. Estas personas sólo quieren estar sentados o acostados y tienen mucha necesidad de dormir. La diferencia entre este remedio y el estaño homeopático es que las enfermedades de *Stannum* se dan en las vías respiratorias, mientras que las que provoca el cansancio de *Gelsemium* afectan tanto a la cabeza (sobre todo en los ojos) como en el aparato circulatorio, con palpitaciones. Ante cualquier esfuerzo, estas personas tiemblan y se lamentan.

Helleborus

Este es el remedio para aquellos que sufren de fatiga crónica, que les afecta tanto a la mente como al cuerpo. Pueden padecer frecuentes pérdidas de conocimiento e incluso vértigo. La memoria se vuelve débil y el sueño se hace difícil y confuso. Una clave para reconocer la necesidad de este remedio es que el estado de cansancio viene acompañado de un entumecimiento de los miembros.

Muriaticum acidum

La persona que requiere este remedio ha caído en un estado de agotamiento que llega a la postración. Puede enfermar con facilidad, debido a su falta de energía. Generalmente padece de fiebres y tiene una gran necesidad de dormir.

Phosphorus

La persona *Phosphorus* pierde su energía con cierta facilidad. En el pasado era dueña de una gran vivacidad, pero por los acontecimientos de su vida, han llegado al agotamiento. Hay una cierta falta de autoestima por causa de este cansancio pertinaz. Son personas impresionables, que se contagian fácilmente del sentimiento de aquellos que están con ellos.

Selenium

En el caso de *Selenium*, los síntomas del agotamiento físico vienen acompañados de problemas en la piel y en el cabello, con la aparición de acné, dermatitis o alopecia. El sueño es dificultoso y puede estar poblado por fantasías sexuales de carácter desagradable, que provocan dolor en los órganos genitales. Estas personas evitan las relaciones íntimas, pues les agotan, y se sienten peor bajo el calor y en la cama.

<u>Stannum</u>
Este es el remedio para aquellos que están agotados tras un período de trabajo intenso. Toda su musculatura presenta una alarmante falta de tono. Necesitan estar sentados, o mejor acostados y tienen tendencia a llorar ante la menor complicación. Si padecen alguna enfermedad, seguramente está relacionada con el aparato respiratorio.

Complementando el tratamiento

A continuación aportamos algunas ideas que nos permitirán reforzar el tratamiento homeopático de la apatía y el cansancio físico:

- Es muy importante tener ilusiones en la vida, marcarnos objetivos que nos permitan afrontar la existencia con ánimo y esperanza en el futuro. Estos objetivos vitales han de ser realistas y ajustados a nuestras posibilidades, pero al mismo tiempo han de exigirnos algún tipo de esfuerzo. La ilusión es la mejor vacuna contra la apatía.
- Las ocupaciones laborales tediosas o los trabajos que nos obliguen a realizar actividades desagradables, son factores de riesgo a la hora de padecer un estado de apatía o estrés. Evidentemente, no siempre estamos en disposición de cambiar de trabajo si el que tenemos no nos gusta, pero sí podemos complementarlo con aficiones creativas y un ocio activo que nos ayude a desarrollarnos como personas más completas.
- Una correcta alimentación, el reposo necesario y unas condiciones de vida saludables son muy importantes para prevenir el cansancio físico y mental. Además, algunas plantas medicinales como el Ginseng o el Eleuterococo, han demostrado ser muy útiles para recuperar las energías en períodos de gran cansancio.

La baja autoestima y la timidez

Cuando hablamos de "autoestima" empleamos uno de esos términos que todo el mundo conoce, aunque quizás no todos tenemos una correcta percepción de su significado. En efecto, actualmente se habla mucho de la autoestima y de su importancia en el bienestar psíquico y emocional de las personas, pero ¿qué es realmente la autoestima? Básicamente, la autoestima es la capacidad de apreciar nuestra realidad, de valorar positivamente todo lo que somos y lo que podemos hacer. La autoestima no nace sólo de unas condiciones externas positivas, sino del propio desarrollo de la persona en sus aspectos físico, emocional, mental y espiritual.

Cuando la autoestima se encuentra en unos niveles adecuados en la persona, ésta tiene capacidad para poder afrontar los desafíos de la vida con energía y optimismo. La alta autoestima es la habilidad para sentirse bien con uno mismo, para sentir orgullo por nuestros logros y para comprender que los retos son estímulos para el crecimiento. Una persona con elevada autoestima se comunica con los demás de una manera abierta y honesta, estableciendo relaciones personales que le complementan y la ayudan a crecer interiormente.

Lamentablemente, son muchos los que padecen bajo los efectos de una baja estimación de sí mismos, y sufren porque se sienten inferiores, o porque se creen incapaces de hacer frente a lo que les sucede en su existencia. Para ellos, los retos son muros imposibles de escalar, y piensan que el fracaso siempre les acompañará en su vida.

La baja autoestima es un problema que suele estar asociado con gran parte de los males emocionales o mentales que padecemos los seres humanos. En muchas ocasiones, este trastorno está en el origen de nuestros conflictos, mientras que en otras, forma parte de sus consecuencias.

La baja autoestima está en el origen de problemas como la timidez, el miedo a la intimidad, a evaluar las propias acciones, o a implicarse de un modo más abierto y directo en los retos que la vida nos propone a cada uno. Es una sensación de minusvalía emocional que hace que las personas tengan una escasa resistencia frente a las adversidades y problemas de la existencia. Todos los que padecen esta autoestima reducida, ven lo negativo antes que lo positivo, y se mueven más por el deseo de evitar el dolor que por la necesidad de experimentar la felicidad.

Por otro lado, determinados problemas, como las fobias, los ataques de ansiedad o la depresión, tienden a reducir nuestro nivel de autoestima, ya que bajo estos síntomas nos sentimos más vulnerables y desprotegidos, más propensos a creer que somos incapaces de afrontar nuestra vida.

Una autoestima correcta es una base fundamental a la hora de construir una vida emocional y mental sana, pues sin ella, las relaciones personales y aquellas que establecemos con nosotros mismos, sufren un grave deterioro. Si uno no se siente valioso o merecedor, sin duda no luchará lo suficiente para lograr los objetivos más altos. Si nos movemos en la dirección de evitar el dolor en vez de buscar la felicidad, estamos dando un gran poder a lo negativo, que sin duda repercutirá en la calidad de las experiencias que padeceremos. Ni siquiera los éxitos parecerán suficientes a la persona con baja autoestima, pues no se siente merecedora de ellos.

Como se ha indicado más arriba, una de las principales consecuencias de la baja autoestima es la timidez. En este caso, el sentimiento de minusvaloración personal provoca grandes dificultades para desenvolverse en el ámbito social. La persona tímida tiene miedo a mostrar su personalidad ante los demás, y siente que su ánimo se encoge ante la perspectiva de tener que hablar con un extraño. Estas personas evitan hablar en público y soportan en silencio muchos conflictos o dificultades que podrían solucionarse fácilmente con sólo expresarlos con claridad a quien corresponda.

La timidez es un auténtico problema para muchas personas, pues les impide desarrollar una vida plena y constructiva. Generalmente es un trastorno que se desarrolla desde la infancia, como en el caso de la baja autoestima, y que tiene su desarrollo en la adolescencia y la vida adulta.

Aquellos padres que actúan de modo demasiado exigente con sus hijos, o que les someten a bromas crueles o a vejaciones, pueden provocar en ellos una gran timidez y un sentimiento de minusvaloración que les provocará trastornos a corto o medio plazo. Es fundamental, por tanto, cuidar la educación de los niños, tratándoles con amor, pero sobre todo con respeto, valorando sus aspectos positivos y ayudándoles a solucionar sus defectos de un modo creativo y no culpabilizador.

Para concluir, queremos hacer una aclaración terminológica que nos parece muy importante, ya que en muchas ocasiones se confunde el término "timidez" con otro que parece muy similar, la "introversión". Como ya hemos visto, la timidez es un problema emocional importante, en cambio, el término introversión, que proviene de los estudios del gran psiquiatra suizo C. J. Jung, no se refiere a ningún problema psíquico o emocional, sino a una predisposición del carácter.

La persona introvertida es aquella que necesita elaborar sus vivencias en su mundo interior, y no en el contacto con otras personas. Por este motivo, el introvertido no suele dar respuestas inmediatas ante los retos que se le presentan, ni tiene la misma necesidad de contacto social que puede tener el extrovertido. Estas personas suelen ser más reflexivas que activas, y generalmente tienen un mayor grado de autonomía e independencia que los extrovertidos. Por supuesto, no hay nada negativo con ser introvertido, pues como decimos, es un rasgo de carácter tan normal como su opuesta la extroversión. Del mismo modo que hay personas que hablan mucho y otras que hablan poco, o que hay quien lo hace todo deprisa o quien lo hace todo despacio, en el mundo hay extrovertidos e introvertidos, y esto es algo que forma parte de la diversidad del género humano.

La homeopatía nos tiene reservados varios remedios excelentes para el tratamiento de los casos de timidez o baja autoestima. Estos remedios pueden ser una excelente ayuda en muchos casos, aunque en aquellos que sean especialmente graves, especialmente cuando la timidez es tan fuerte que lleva a una casi completa imposibilidad de relación con los demás, o cuando la baja autoestima provoca estados de profunda depresión y postración, aconsejamos combinar estos remedios con la visita a un psicólogo competente.

Remedios homeopáticos para la timidez y la baja autoestima
Ambra grisea
La persona *Ambra grisea* suele ser extremadamente tímida, piensa que dice tonterías y se pone nerviosa con mucha facilidad en cuanto tiene que mostrarse en público. Evita las bromas y siempre se manifiesta de un modo serio y reservado, como si le molestara que los otros se le acerquen. Las personas de buen humor o con un ánimo más ligero le ponen nervioso, ya que muestran rasgos de carácter que él desearía manifestar, pero que no se atreve a desarrollar por temor a equivocarse o a que le tomen por tonto.

Baryta carbonica
Baryta carbonica tiende a ser una persona lenta en sus respuestas. Es tímida, y su mala memoria no le ayuda a tener un buen concepto de sí

misma. Su inseguridad es grande, y puede sufrir una gran dependencia hacia otras personas, de las que espera cuidados y guía. Se siente como si fuera retrasada mental, y su autoestima es mínima.

Calcarea carbonica

Este es el remedio para las personas que son realmente inteligentes y capaces, pero que en el fondo de su corazón sienten que no valen tanto como los demás, y que antes o después serán descubiertos en sus carencias. Son personas que se desaniman fácilmente cuando cometen cualquier mínimo error, así que sienten que no son aptas para la tarea que se les ha encomendado. Generalmente no cometen errores importantes, y de hecho, nadie les puede reprochar sus pequeños tropiezos, comunes a todos los seres humanos, pero ellos tienden a hacerlos más grandes y más ridículos de lo que fueron en realidad.

Lac Canicum

Esta persona se siente despreciada por los otros, especialmente en el amor. Sufre en silencio su falta de valoración, y en el fondo de su alma tiene una sensación de suciedad. En ocasiones, puede proyectar estos sentimientos al exterior, mofándose de otras personas, pero sin reconocer que es de sí mismo de quien en verdad se avergüenza. Estos individuos sienten rechazo por los débiles, por los pobres, o por aquellos que son de otra raza. Les desprecian porque se sienten despreciados.

Pulsatilla

La persona que necesita este remedio suele ser tímida y vergonzosa. Hay ciertas actitudes infantiles en su carácter, y por ese motivo se compadece en silencio. Tienen miedo de la novedad, y se ruborizan con facilidad en presencia de otros más extrovertidos, especialmente si son del sexo opuesto. Este tipo de personas necesita la compañía de gentes que les entiendan, y por encima de todo desean ser amadas, aunque en muchas ocasiones sienten que no merecen el amor. Es un remedio excelente para aquellos que se sienten inhibidos en el ámbito de las relaciones sentimentales.

Silicea

Silicea es el remedio para las personas que son tímidas en todos sus contactos sociales. Les gusta observar a los demás, y realmente comprenden muy bien las intenciones de los otros, pues saben escuchar. A la hora de trabajar son eficaces y concienzudos, actuando con grandes dosis de responsabilidad y entrega. Su problema es que carecen de confianza en sí mismos. Tienen un gran miedo a ser abandonados o rechazados, o a cometer errores que les alejen de sus seres queridos. En realidad son mucho más queridos de lo que ellos se imaginan, pues tienen excelentes cualidades para ganar el aprecio de los demás.

Complementando el tratamiento

El tratamiento homeopático de la baja autoestima y la timidez puede contar con la ayuda de algunas normas de conducta apropiadas:

- Piensa en qué circunstancias despiertan tu timidez o te cohíben y enfréntate a ellas. Empieza con actividades simples, que no provoquen mucha tensión y poco a poco intenta ponerte retos más complicados. Por ejemplo, si te da vergüenza hablar con una persona de tus sentimientos hacia ella, empieza haciéndolo por teléfono y de un modo indirecto. Más adelante háblalo cara a cara.
- En aquellos momentos en que sientas que los demás pueden juzgarte negativamente, párate y analiza si tienes elementos objetivos para creer que es así. ¿Qué hay de auténtico rechazo y qué hay de creación mental tuya? En este sentido, la norma es: "si nadie te dice nada, no hay razón para pensar que los demás se estén burlando de ti o estén disgustados contigo".
- Haz una lista de todas tus virtudes, con honestidad y con rigor. Deja espacio para añadir nuevas percepciones, ya que al principio es probable que se te ocurran muy pocas. Pide a algún amigo íntimo o a tu pareja, que complete la lista. Seguro que aporta elementos que te sorprenderán. Pon tu lista en un lugar visible o úsala como marcador en tu agenda. Así la verás todos los días.
- No hay que tomar todas las críticas como ataques personales. Si a alguien no le gusta tu trabajo, o alguno de tus comportamientos, eso no quiere decir que tenga razón, y por supuesto, eso no te invalida como ser humano. Tú eres una persona completa, no un determinado rasgo de comportamiento ni un proyecto laboral.
- Acude a clases de baile, yoga o teatro. La expresión corporal es muy importante, pues seguramente adoptas actitudes muy rígidas con tu cuerpo. Para las mujeres es muy recomendable la danza del vientre (danza oriental), y para los hombres, los bailes latinos que obliguen a mover las caderas. En cualquier caso, cualquier tipo de expresión corporal es muy útil para el tímido. Un cuerpo flexible nos ayuda a tener una mente más flexible y expansiva.

Los conflictos familiares

Durante miles de años, la familia ha sido uno de los núcleos más estables de nuestra sociedad occidental. De hecho, los cambios que se producían de una generación a la siguiente eran muy sutiles o casi inexistentes, así que las sociedades avanzaban de un modo muy lento.

Este conservadurismo favorecía la existencia de figuras inamovibles. El padre como dueño y señor de las vidas de todos, verdadero rey en su reino, capaz de hacer y deshacer a su antojo sin que nadie pudiera opinar u oponerse a sus designios. La madre por su parte, como abnegada dispensadora de cuidados y sin capacidad de decisión. Los hijos al fin como seres sin valor propio, súbditos de su rey y menores de edad hasta su propio matrimonio.

La segunda mitad del siglo veinte nos trajo la paulatina liberación de la mujer y el nacimiento de la cultura juvenil. Estos hechos han contribuido a destronar al padre-rey, creando un clima de mayor libertad y con mayores posibilidades de autorrealización, pero también de mayor inestabilidad. Las dificultades para dialogar entre padres e hijos son un hecho que muchos lamentan. Pero conviene no olvidar que hace un siglo ese problema no existía, porque simplemente no había ningún tipo de diálogo entre el padre y el hijo. El primero daba órdenes y el segundo las acataba en silencio. Si existe un problema es precisamente porque, por primera vez, las personas que formamos familias estamos intentando entendernos entre nosotros.

Nadie puede negar que la familia nuclear tradicional está en crisis en la actualidad, y de hecho, cada vez aumenta el número de familias monoparentales, en las que generalmente es la madre la encargada de sacar adelante a los hijos. Incluso en las familias más tradicionales, cada uno de sus miembros tiende a pensar en sí mismo, haciendo que el núcleo se vaya desintegrando lentamente.

No cabe duda de que muchas personas se sienten seducidas por la antigua idea de la familia tradicional, seducidos por el recuerdo de los "buenos viejos tiempos". Pero la verdad que cuentan las estadísticas, así como la que vemos a nuestro alrededor, es que el concepto de familia está cambiando drásticamente, tanto para lo bueno como para lo malo. Frente a la visión idealizada de la familia como núcleo de amor y de comprensión, precisamente es la familia uno de los entornos donde se produce mayor cantidad de agresiones y traumas. También es el lugar donde todos estos hechos se hacen más dolorosos, donde dejan una huella más indeleble en las personas. Esto ha sido así desde que el mundo es mundo, pero es precisamente en este tiempo en el que estamos viendo con claridad los efectos de los conflictos familiares en la vida de las personas.

La familia es un sistema en el que existe un alma compartida, un espíritu común que se ha ido formando a través de los tiempos, y que de un modo u otro tiene un impacto decisivo en nuestra vida. Las personas que son expulsadas del alma familiar, quizá por ser consideradas indignas o diferentes al resto, no sólo sufren la herida de ese desarraigo, sino que dejan una huella indeleble en el espíritu del clan, huellas que quedarán ahí hasta que alguien se decida a sanarlas. Es por tanto muy importante que aceptemos a todos los miembros de la familia tal como son, pues de lo contrario estaremos creando conflictos que nos dañarán antes o después.

Quizá nosotros mismos seamos la viva expresión de un conflicto familiar: hijos de padres en abierta discordia, abusivos, adictos o castradores. Pero estos problemas no son óbice para que todos hagamos un intento serio de convertir a la familia que tenemos en la mejor familia posible. Al tiempo, tampoco debemos dejar de lado el hecho de que los tiempos van en una determinada dirección, y que lo bueno no es necesariamente lo que marca la tradición o lo que nos han dicho que es correcto, sino lo que nos pide nuestro corazón, respetando la libertad de todos y su necesidad de crecimiento y de amor.

La solución de los conflictos familiares requiere, sin lugar a dudas, la cooperación activa de todos los miembros del clan, pero por fortuna contamos con la Homeopatía para ayudarnos en este proceso.

Remedios homeopáticos para los problemas familiares
Apis

La persona *Apis* intenta mantener unida a su familia. Suele ser muy protectora, y se preocupa por el bienestar de los suyos. Pero también desea controlar las vidas de sus seres queridos, y es ahí donde pueden surgir conflictos. Tienen celos de aquellos que se acercan a sus familiares, vigilándoles con desconfianza, e incluso atacándoles.

Bryonia

Este medicamento es útil para aquellos que se sienten fácilmente irritados en su entorno familiar. Su mal humor es casi constante, y amargan la existencia de todos aquellos que deben convivir con ellos. Con frecuencia se sienten menospreciados y eso les sume en el abatimiento. Estas personas prefieren la soledad a estar con sus seres queridos. Es un buen remedio para los adolescentes en períodos de crisis o para las personas de cierta edad que resienten el contacto con sus hijos y nietos.

Lachesis

El remedio *Lachesis* es muy apropiado para las personas que sienten un profundo rechazo al matrimonio. Estas personas pueden padecer algunas manías de carácter religioso, y suelen tener la sensación de ser gobernadas por dos voluntades, entre las que se debaten continuamente.

Lycopodium

Lycopodium se suele aplicar a hombres precozmente envejecidos. Son personas que sienten aversión a que los otros se les aproximen, aunque realmente tienen un gran temor a la soledad. Altivos con su familia, estos individuos son sumisos con los superiores y arrogantes con las personas que están a su cargo, especialmente aquellos que son más débiles. La característica más llamativa de *Lycopodium* en el ámbito familiar, es que rechaza a sus propios hijos, considerándolos indignos de llevar su apellido.

Platina

La mujer *Platina* puede sentir una gran aversión a sus propios hijos, siendo en este sentido un remedio de efectos similares a *Lycopodium*, sólo que femenino. La razón de esta aversión proviene del hecho de que se siente muy superior a ellos, aunque en el fondo esconde un enorme sentimiento de inferioridad que empeora con los años. El humor de *Platina* es muy cambiante, alternando la tristeza con delirios de grandeza. Cuando llega a la edad madura, es posible que sienta celos de la belleza y juventud de sus hijas, haciendo todo lo posible para quebrar su autoestima.

Sepia

Estas personas sienten aversión a su familia, aplicándose especialmente a las mujeres que no soportan a su marido o a los hombres en general. Son gente fría e incapaz de comunicarse. Se sienten extrañas en medio de las personas que les aman y caen con facilidad en la indiferencia.

Complementando el tratamiento

Como acabamos de ver, los conflictos familiares pueden tener una solución bastante apropiada por medio de la Homeopatía. Para reforzar este tratamiento homeopático, hay algunas ideas que podemos poner en práctica:

- La familia es un núcleo vivo, independiente de los individuos que la forman. Requiere por tanto un tiempo propio y un esfuerzo por parte de todos para funcionar como conjunto. Intentar almorzar o cenar juntos, o bien hacer reuniones periódicas es una manera excelente de fomentar la unión. También es cierto que las reuniones familiares propician los conflictos, y en ese caso es importante aprender que el conflicto puede ser positivo, pues es una expresión de un malestar escondido que debe ser entendido y curado. No sirve de nada esconderlo.

- En el núcleo familiar, todas las personas han de tener su lugar y deben ser merecedoras de respeto. Escuchar las opiniones, hacer partícipes a todos de las decisiones y de las tareas es una buena manera de honrar el alma de la familia. Nadie debe sentirse excluido, a menos que se excluya por sí solo, y aún en ese caso, es importante mantener las puertas abiertas dentro de un clima de respeto mutuo.

- Algunas terapias, como las constelaciones familiares de Bert Hellinger, están probando ser muy útiles en el tratamiento de los conflictos que arrastramos y que vienen causados por nuestra familia de origen. Hellinger propone un método para encontrar nuestro lugar dentro del alma de la familia y para sanar aquellas emociones que han quedado atrapadas en el tiempo.

Los conflictos sentimentales

Los problemas amorosos, las diferencias de criterio en el seno de la pareja, la soledad, el abandono, los celos, es decir, todos los conflictos sentimentales, son una de las primeras causas de infelicidad y dolor en el ser humano. Para todos nosotros, la relación con aquellos que amamos es una faceta muy importante de nuestra existencia. El amor es un territorio que poblamos con nuestros sueños y nuestros deseos, pero que en ocasiones se vuelve hostil y peligroso, o bien decae bajo el peso del tiempo y el aburrimiento de la convivencia.

Las relaciones emocionales, se suelen iniciar con un torrente de sentimientos e ilusiones que nos llena y nos desborda. Al comienzo de una relación, vivimos la intensa energía del enamoramiento. Esta energía nos lleva a poner una gran cantidad de fantasía en la relación que se está iniciando. Pocas personas son conscientes, en esos momentos de felicidad, que realmente el enamoramiento se basa en la proyección de nuestros deseos y fantasías sobre el otro.

El enamorado no ve a su amor como realmente es, sino como desearía que fuese, cumpliendo aquello tan antiguo de que "el amor es ciego". En puridad, no es el amor el que es ciego, sino el enamoramiento. Porque si bien es cierto que en la primera fase de cualquier relación hay una dosis mayor o menor de fantasía, no es menos cierto que todos tenemos la capacidad de aprender a comprender al otro tal y como es, de aceptarlo y amarlo en su milagrosa singularidad.

Idealmente, el enamoramiento del inicio debería dar paso, con el tiempo, a lo que podríamos denominar "amor consciente". Este amor consciente se basa en el conocimiento de quién soy yo, quién eres tú, y qué es este "nosotros" que estamos formando juntos. Porque en toda relación existe esa triplicidad que merece ser honrada: las almas de ambas personas sumadas al alma de la relación.

Si ambos miembros de la pareja disponen de su tiempo y de su espacio propio, debe existir también un tiempo y un espacio común para el vínculo compartido. Este es el terreno es del diálogo, el del disfrute conjunto, el terreno de la creación y la expresión de unos proyectos compartidos.

Pero cuando estos extremos no se respetan, cuando cada uno intenta poseer al otro, robarle su espacio, cuando nos volvemos dependientes, o cuando no dedicamos tiempo a la relación, estamos en el camino de convertirla en un pequeño o gran infierno.

Uno de los conflictos que surgen entonces es el desencuentro. Cada uno de los miembros de la pareja habla un idioma que el otro parece no entender. Cada uno culpa al otro de los problemas, y las conversaciones giran siempre en torno a los mismos reproches y acusaciones, sin poder encontrar un camino que les dirija hacia la solución del conflicto.

Entre los diversos problemas que surgen en el seno de una pareja están las luchas de poder, la falta de una comunicación real, las cortapisas a la hora de permitir que uno de los miembros se desarrolle como desea, etc.

Además, hay problemas muy específicos, que causan un dolor desmesurado en todas las personas. Uno de esos problemas son los celos.

Los celos se relacionan con dos tipos de sentimientos, por un lado la posesividad, y por otro, la inseguridad. El deseo de posesión implica la creencia de que las personas son objetos que podemos adquirir y mantener bajo nuestro poder. Quien se deja llevar por este afán, está robando a los demás su capacidad de decidir por sí mismos, de ser personas, en definitiva. La inseguridad personal es el sentimiento de que no somos tan válidos, tan atractivos o tan interesantes como otros. Sin duda, tras ella se esconde una autoestima baja que hay que analizar y tratar. Si alguien está con nosotros, será porque tenemos algo que ofrecerle; y si en cambio ama a otra persona, de nada servirán nuestros enfados o nuestras súplicas para que permanezca a nuestro lado.

Los celos implican la existencia de una tercera persona (real o imaginaria), que actúa como factor catalizador de estas emociones negativas. Sin duda, el origen de los celos debe buscarse en primer lugar en el interior de la persona que los padece, no en su víctima ni en el tercero en discordia. De hecho, ¿de qué nos sirve poseer a alguien que no desea estar con nosotros? ¿Acaso nos dará eso alguna felicidad? Evidentemente no.

Las emociones que acompañan a los celos suelen surgir en prácticamente todas las parejas en un momento u otro de la relación, pues todos somos un poco inseguros y un poco posesivos. La cuestión entonces, no es si sentiremos celos o no, pues eso es casi seguro, sino de qué manera afrontamos nuestros propios fantasmas interiores en pro de nosotros mismos, de nuestra pareja y de la relación que estamos intentando vivir.

Otro de los problemas más acuciantes en el área sentimental es el abandono o el rechazo. Cuando perdemos a la persona amada sentimos una profunda desazón que puede ser el origen de una crisis personal de grandes dimensiones. De hecho, una de las primeras causas de estrés, y por tanto un elemento desencadenante de ansiedades o depresiones graves, es precisamente el divorcio o la muerte del cónyuge.

La sensación de abandono, de pérdida o de rechazo, tiene para todos nosotros una carga de injusticia que no sólo nos hiere, sino que nos irrita de un modo extraordinario. Todos creemos ser merecedores de lo mejor (y sin duda lo somos), pero muchas veces confundimos lo mejor con la satisfacción de nuestros propios deseos, cuestiones que no necesariamente han de coincidir siempre.

Si amamos a alguien y esa persona nos deja, o no nos admite en su vida, tendremos a pensar que se ha cometido una grave injusticia con nosotros, pues sin lugar a dudas era ese amor lo que merecíamos por encima de todo. Quizás en ese momento de ofuscación no nos damos cuenta de que la vida es muy sabia, y que en muchas ocasiones, lo mejor que nos puede suceder es que esa persona nos deje a un lado. Una crisis sentimental puede ser el inicio de un cambio de rumbo en nuestra vida, que nos puede permitir comprender patrones de comportamiento nocivos que debemos mejorar. Y no hay que dejar de lado el hecho de que cuando uno está enamorado, a lo mejor ve en la otra persona cualidades que ésta ciertamente no tenía. Al fin y al cabo, si una persona ha de decepcionarnos, cuanto antes sea, mejor.

Por último, y dentro del amplio campo de los problemas amorosos hay que destacar aquellos que surgen en el ámbito de las relaciones íntimas. La vida sexual es uno de los terrenos en los que se suelen producir grandes decepciones y traumas, ya que es un espacio de nuestra vida en el que se vuelcan muchos sentimientos de gran profundidad, como pueden ser el deseo, el apego, las fantasías, la autoestima o incluso la propia espiritualidad. Es un área en la que además nos encontramos muy expuestos, desprotegidos, y por lo tanto, las heridas se sufren con más intensidad de lo habitual.

Muchas personas arrastran complejos muy profundos en el área sexual, complejos que les impiden disfrutar de las relaciones íntimas con plena entrega y satisfacción. Otros, en cambio, tienen conductas exageradas o exhibicionistas, que no son sino la otra cara de la moneda de la represión. Ambos extremos en el comportamiento tienden a causar gran dolor en quienes los padecen, pero también en el otro miembro de la pareja, y son la causa de no pocas rupturas sentimentales.

La Homeopatía cuenta con una buena cantidad de remedios que nos ayudarán a solucionar los conflictos sentimentales o sexuales que podamos padecer. De entre esta plétora de soluciones, hemos escogido aquellas que mejor se ajustan a los problemas más comunes en el área amorosa y sexual.

Remedios homeopáticos para los problemas sentimentales
Aurum metallicum

Aurum metallicum es un remedio muy eficaz para aquellos que se sienten abandonados. Se trata de personas idealistas, que viven su existencia con una extraordinaria vehemencia y pasión. Ante la pérdida de un familiar, o por causa de una ruptura sentimental, sienten que su corazón su rompe y se sumen en la mayor desesperación.

Hyoscyamus

Cuando una persona sufre el acoso de unos celos de carácter violento, es cuando está indicado este remedio. Suelen ser personas exhibicionistas, pero tienen muchas dudas acerca del comportamiento de los demás, sospechando todo tipo de infidelidades. Pueden excitarse con facilidad, y quizá digan o hagan cosas que luego lamentarán. Estas personas son incoherentes en muchos momentos.

Ignatia

Este es otro de los buenos remedios homeopáticos para el abandono y la soledad. Las personas que se benefician de *Ignatia* suelen ser sofisticadas, generalmente mujeres elegantes, que pueden caer en estados histéricos y tienen una gran necesidad de llorar y dan grandes suspiros. Un amor no correspondido les lleva a la frialdad para con otras personas. Se creen el centro del universo y rumian sus penas en silencio. En ocasiones se sienten culpables y buscan distracciones constantes. Este es un excelente remedio para los procesos de duelo que siguen a una ruptura o a la muerte del amado. A diferencia de *Aurum metallicum*, *Ignatia* es excelente para personas sensibles, mientras que el oro homeopático es útil para personas apasionadas.

Lachesis

Es el principal remedio para las personas celosas. Generalmente se trata de celos sin fundamento, que provocan un gran rencor y mucha desconfianza. Estas personas tienen una autoestima muy baja, con fuertes remordimientos de conciencia. Son habladoras y padecen frecuentes dolores de cabeza. Los sueños son desagradables, con aparición de muertos o llenos de presagios sobre la muerte de la pareja. La fiebre sube por oleadas a la cara, con síntomas que se agravan antes de la menstruación en las mujeres. A diferencia de *Hyoscyamus*, que es violento de palabra, los celos de *Lachesis* son más silenciosos y buscan una venganza fría y meditada.

Medorrhinum

La persona *Medorrhinum* prefiere la excitación sexual al amor, por lo que puede vivir muchas relaciones superficiales sin comprometerse con ninguna. La promiscuidad puede hacerle sentir algunos remordimientos de conciencia, sobre todo si está engañando a alguien acerca de la seriedad de sus propósitos. Esta persona suele ser víctima de la ansiedad, viviendo de manera precipitada. Son personas que aman las fiestas y la noche. En algunos casos, han tenido enfermedades de los órganos genitales.

Natrum muriaticum

La persona *Natrum muriaticum* vive inmersa en el rencor. Seguramente ha sufrido mucho en el pasado, quizá porque ha perdido lo que más amaba, o ha padecido una dura ruptura sentimental y tiene deseos de venganza. Su rencor se mezcla fácilmente con la depresión, lo que le lleva a llorar con facilidad. Es una persona triste, de mirada apagada, pero que puede padecer ataques de ansiedad. Empeora con el consuelo, no quiere volver a sufrir y hace lo posible para desanimar a todos los que se le acercan.

Pulsatilla

La persona *Pulsatilla* suele ser una mujer joven, dulce y casi aniñada. Se ruboriza con facilidad. Quiere agradar y desea, por encima de todo, que la quieran. En el fondo, se trata de una persona triste, que se compadece en silencio y tiene una baja autoestima. Se siente sola y necesita compañía. Mejora fácilmente con el consuelo, y una palabra de estímulo es suficiente para que sonría. Cambia de humor con facilidad y tiene un gran apego por sus cosas. *Pulsatilla* es uno de los mejores remedios para las personas sensibles y solitarias, que en muchas ocasiones tienen miedo del sexo contrario.

Sepia

Este es uno de los mejores remedios para la indiferencia emocional. Es adecuado para aquellas personas que han vivido una separación y piensan que no hay nada interesante en el amor. También en aquellos casos en que la relación sigue, pero se trata de un compromiso de carácter formal, en el que no hay ningún sentimiento. La mujer *Sepia* evita la coquetería, y puede tener un aspecto andrógino. Le cuesta mucho relacionarse con los hombres. Es una persona fría, que rechaza las relaciones sexuales, ya que no le procuran ninguna satisfacción. Desea la soledad.

Staphysagria

La persona *Staphysagria* tiene una gran necesidad de vivir relaciones sentimentales muy románticas y apasionadas. Generalmente la realidad no está a la altura de sus altos ideales, y por ese motivo sufren en exceso. Estas personas son asiduas lectoras de novelas románticas y acuden a ver películas de amor con un buen surtido de pañuelos. En su interior, sueñan que son las protagonistas de esas historias, pero nunca consiguen vivir esas emociones en su vida real.

Remedios homeopáticos para los problemas sexuales

Conium

Este es el remedio para aquellas personas que viven un celibato que creen obligatorio o necesario para su vida. Quizá han perdido a su pareja, o quizá sólo son capaces de ver todo lo negativo en las personas del sexo opuesto, teniéndoles como portadores del pecado o como seres inferiores y despreciables. Suelen ser malhumorados y evitan tocar y ser tocados por los otros. Son personas rígidas en su carácter, y su propio aspecto físico así les delata. Con el tiempo pueden desarrollar importantes enfermedades en sus órganos reproductores.

Hyoscyamus

Este remedio se aplica a aquellas personas que tienen un impulso sexual exagerado, que los abruma, pero que generalmente es imposible de satisfacer en la medida en que ellos desearían. En los casos graves, la persona tiene la imperiosa necesidad de arrancarse la ropa y mostrar sus órganos genitales. Pero en los casos más leves, existe también un afán exhibicionista que provoca el deseo de llevar vestidos muy provocativos o de hacer constantes comentarios picantes. Las mujeres tienen un irrefrenable impulso sexual durante la menstruación, y los hombres se decantan por un onanismo difícil de controlar, que puede provocar algunos problemas en su vida social o laboral.

Kali bromatum

Este es el remedio de las personas que han sufrido abusos sexuales en la infancia. Con el paso de los años pueden haber desarrollado algunos problemas psicológicos, con mucho miedo al sexo y al compromiso sentimental. Temen ser perseguidos, o que el abuso continúe en su vida adulta. Pueden padecer mucho por ello, llegando a tener problemas psicológicos graves que requieran el auxilio de un profesional especializado. En cualquier caso, este remedio suele ser una buena ayuda en el tratamiento psicológico.

Kreosota

Este remedio tiene una acción muy concreta. Se emplea cuando la mujer tiene una sensación de quemazón o picor desagradable sus órganos genitales. Estas sensaciones pueden estar provocadas por una inflamación irritante y acompañada secreciones. Como es natural, existe un gran temor al coito, pues es un acto doloroso y desagradable.

Lilium tigrinum

La persona *Lilium tigrinum* suele tener fuertes deseos sexuales. Generalmente se trata de una mujer con problemas menstruales o dificultades de origen uterino. Se pone nerviosa con cierta facilidad y propende al llanto. Su represión es muy fuerte, y tiene un origen religioso. Seguramente piensa que el sexo es impuro y está castigado por Dios. La combinación del deseo y la represión provoca comportamientos extraños y una profunda desesperación.

Lycopodium

Es un remedio típicamente masculino, y en el terreno sexual se aplica a aquellos varones que se sienten incapaces de rendir con su pareja. Temen ser demasiado viejos o estar demasiado cansados. En realidad, padecen una enorme falta de confianza en sus posibilidades, que les lleva a actuar de manera cobarde, a no comprometerse, a evitar la intimidad. Cuando está solo, este hombre siente lástima de sí mismo y puede llegar a las lágrimas.

Nux vomica

La persona *Nux vomica* suele ser escrupulosa y mandona. Padece por causa de una gran ira contenida, que le impide relajarse y disfrutar de las relaciones íntimas. Desea hacer su voluntad por encima de todo, lo que provoca no pocos conflictos. En algunos casos, estas personas sufren un gran bloqueo sentimental. Han sido víctimas de algún tipo de acoso o agresión sexual, y están enfadadas con el sexo opuesto. Inconscientemente, culpan a todos de su desgracia.

Platina

Este es un remedio típicamente femenino, que se aplica a mujeres orgullosas, que sienten que ningún hombre está a la altura de sus deseos. En realidad tienen unos profundos deseos sexuales, pero su egoísmo les impide compartirlos de un modo amoroso y sensible. De este modo, sus profundos impulsos se viven desde la prepotencia, o bien en soledad.

Tarentula hispanica

Este remedio está indicado para las personas de ánimo irritable, que caen con facilidad en la violencia física, o al menos, lo desean con fuerza. Si sufren el acoso de los celos, estos estarán acompañados de mucho rencor y un profundo deseo de venganza. Son personas de gran actividad sexual, que padecen una continua excitación de sus órganos reproductivos que llega a ser dolorosa. Esta excitación no cede tras el coito y se agrava durante el sueño (poluciones nocturnas).

Complementando el tratamiento

Hay muchas estrategias de conducta que podemos seguir para complementar y reforzar el tratamiento homeopático de los problemas sentimentales. He aquí algunas sugerencias:

- Hay que aceptar que cada persona es un ser independiente, que cada cual es diferente. Cada uno tiene su espacio propio y tiene derecho a cumplir sus propias aspiraciones personales. Nuestra tarea consiste aquí en apoyar los proyectos del otro, en cooperar y no en competir. Y si el otro se equivoca, reconocer que tiene derecho a cometer sus propios errores y apoyarle para salir adelante juntos.
- Cada uno ha de reconocer y tomar responsabilidad de sus actos. Hay que esforzarse en ser capaces de aceptar y de expresar críticas constructivas. Por otro lado, no hay que dejar de reconocer las cualidades del otro, y animarle a que las desarrolle aún más.
- La comunicación consiste en hablar y en escuchar, en saber ponerse en el lugar del otro. También en tener la libertad de poder aceptar o rechazar algo con entera libertad, sin presiones de ningún tipo. Comunicarse es estar dispuestos a oír lo que no queremos oír, pero también es el derecho a que nuestras opiniones sean valoradas.
- Hay que revisar muy a fondo cuáles son nuestras expectativas en el seno de una relación. Si esperamos algo que la otra persona no nos puede dar, o simplemente algo imposible, sin duda estamos sembrando las semillas del dolor y el desencuentro.
- Muchas personas realizan un rito religioso para unirse a alguien, pero olvidan muy pronto honrar la sacralidad de la pareja. Respetar la sacralidad de la pareja consiste en dar identidad y espacio a la unión: compartir, expresar, construir en común.
- Una unión no puede avanzar si las personas que la forman no están comprometidas en su propio desarrollo personal. En la medida en que nos conozcamos mejor y en que nos desarrollemos como personas adultas, estaremos en el camino de mejorar todas nuestras relaciones personales.

Para finalizar este capítulo hay que dejar clara una cuestión: los problemas de relación son siempre cosa de dos, y si un miembro de la pareja no está por la labor de mejorar y de resolver los conflictos, de nada servirán los esfuerzos de la otra parte. Es por tanto muy importante que haya un sincero deseo por parte de ambos de hallar una solución. En caso contrario, lo más probable (y en ocasiones, lo único posible) es que la relación termine antes o después.

La confusión y la indecisión

La confusión es un estado más o menos pasajero en el cual perdemos la capacidad de percibir con claridad la realidad. La confusión es un estado de desorientación, de oscuridad mental, en el que sentimos haber perdido nuestras facultades normales. Cuando nos sentimos confusos, tenemos ante nosotros diversas posibilidades, pero carecemos de los recursos suficientes como para identificarlas correctamente, y menos aún, para elegir aquella o aquellas que sean más convenientes para nosotros.

La confusión puede tener un origen fisiológico, causado por la edad avanzada, por traumatismos, por el consumo de drogas, o incluso por enfermedades del sistema nervioso. Evidentemente, en todos estos casos es importante contar con un diagnóstico adecuado y buscar el tratamiento preciso que sólo nos puede proporcionar un especialista. Aquí, la homeopatía se convierte en un método curativo complementario a la asistencia médica o psicológica.

También hay muchos casos en los que la confusión no tiene unas características tan preocupantes. Simplemente surge ante diversas circunstancias que se dan en nuestras vidas, y nos lleva a dudar acerca de lo que debemos hacer en un caso concreto, pues no somos capaces de ver todas las opciones que están a nuestro alcance.

Realmente, la confusión es una parte del proceso de aprendizaje de los seres humanos. La confusión no puede surgir si no hacemos el esfuerzo por conocer o por recordar algo. Por tanto, hay un extremo positivo en este estado, y es que nace de un esfuerzo de la voluntad que es lo contrario de la apatía o la inercia.

Por otro lado, no puede haber confusión cuando hay completa ignorancia, ya que la confusión implica una duda entre diversas posibilidades, aún cuando estas no se perciban con entera claridad. La ignorancia implica completo desconocimiento, pero la confusión sólo puede surgir cuando alguien intenta aprender o a recordar algo. Es el estado nebuloso que precede al conocimiento o al recuerdo.

Así por ejemplo, si una persona tiene un completo desconocimiento de la ciencia médica, no puede sentirse confusa acerca del procedimiento para hacer un transplante de corazón, porque simplemente lo ignora, y por tanto, a menos que sea un necio, jamás se le ocurriría opinar sobre el particular. En cambio, un médico que no sea especialista en el tema y que por cualquier razón se viera obligado a opinar sobre la operación de corazón un colega, seguramente se sentiría muy confuso y lleno de dudas. ¿Por qué? Porque conoce la medicina, pero al mismo tiempo es capaz de reconocer sus limitaciones en esa área concreta del transplante cardiaco. Él sabe perfectamente que si estudiara el tema más a fondo, podría opinar con más conocimiento de causa, pero que sus conocimientos actuales no son suficientes como para hacerlo.

Por otra parte, hay que destacar uno de los casos específicos de confusión, que a veces se confunde con ésta, pero cuyas características son levemente diferentes. Nos referimos a la indecisión, un estado bastante común entre todos nosotros en uno u otro momento de la vida.

La diferencia más importante entre la confusión y la indecisión es que en la primera existe una duda entre diversas posibilidades, que además no se perciben con claridad o no se entienden; mientras que la en indecisión sí conocemos bien las opciones, pero dudamos acerca de cuál será la más apropiada. La confusión causa sentimientos de desamparo y disminuye nuestra autoestima, pero la indecisión no es tampoco un problema menor. El hecho de tener varias opciones bien definidas a la vista y la dificultad de encontrar el mejor camino posible, es una de las principales causas de ansiedad y preocupación entre las personas.

Por tanto, la confusión tiene un tinte más mental, por cuanto no hay una percepción clara de lo que nos rodea y de lo que podemos hacer o no. Mientras, en el fondo de la indecisión pesan más los factores de tipo emocional, es decir, sabemos entre qué opciones podemos escoger, pero tenemos miedo a equivocarnos o a fracasar.

Sin duda, y dado su matiz emocional, la indecisión provoca en muchas ocasiones sentimientos de minusvalía personal que son bastante dañinos, y que resultan difíciles de sobrellevar. A esto se suma ese condicionamiento social que parece castigar al dubitativo, al indeciso, cuando lo normal y lo natural es dudar, pues nadie posee la sabiduría suficiente como para saber de antemano qué irá bien y qué irá mal al tomar una decisión.

Pero frente a estos temores no hay que olvidar algo muy importante: si estamos indecisos es porque tenemos opciones y porque somos capaces de ver esas opciones. De hecho, siempre tenemos opciones, incluso cuando creemos que no es así. Siempre hay un camino que parte hacia la derecha y otro hacia la izquierda, o bien múltiples caminos en infinidad de direcciones. Nuestra vida no está determinada, podemos transformarla y variar su curso si de verdad lo deseamos.

La capacidad de descubrir esas posibilidades que se nos presentan a cada momento, de contemplar los pros y los contras de cada una de ellas es una extraordinaria cualidad humana que todos poseemos. No cabe duda de que la perspectiva de disponer de diversas opciones es terrorífica para el indeciso, y más o menos atemorizadora para el resto de las personas. Pero realmente, si lo miramos bien, es una bendición poder contar con ellas. Cada decisión es una oportunidad, y la capacidad de verla así, y no como una amenaza, reside en nosotros, en la forma en que queramos percibir la realidad.

Temer las decisiones, o sentir cierto grado de ansiedad cuando la vida nos coloca frente a una encrucijada de caminos es algo completamente natural, pues es una señal de nuestro cuerpo que nos dice: "abre bien los ojos, calcula tus posibilidades, sopesa lo positivo y lo negativo". Pero junto a estos sentimientos de expectación, temor y nerviosismo, hay que sumar siempre una chispa de optimismo y de confianza, pues debemos sentirnos afortunados por tener la posibilidad de elegir.

Los remedios homeopáticos resultan una buena ayuda en esos momentos en que nos sentimos confusos, sea por causas mentales o fisiológicas, y también para esas etapas de nuestra vida en las que tenemos miedo a tomar cualquier decisión. En estos momentos, pueden ser una buena ayuda para tranquilizarnos y ayudarnos a buscar el camino más adecuado.

Remedios homeopáticos para la confusión
Alumina
La persona *Alumina* suele estar muy confundida, ya que su mente funciona de un modo excesivamente lento. En ocasiones se sentirá desorientada, con la impresión de estar haciendo el tonto. Es incapaz de tomar cualquier decisión, y sobre todo, comete constantes errores al hablar o al escribir. Este último síntoma es muy importante para la prescripción correcta de este remedio. Esta persona puede llegar incluso a olvidarse de su propia identidad.

Cannabis indica
Se aplica a aquellos que han perdido facultades mentales por causa del consumo de drogas. Suelen pasar de la exaltación mental a la depresión con cierta facilidad. Olvidan terminar las frases que han comenzado y parecen ausentes. Su mente se ve invadida por multitud de ideas, que a esta persona le pueden parecen brillantes, pero que a ojos de otros más sensatos suelen ser poco claras e irrealizables.

Graphites

La persona *Graphites* suele tener una gran sensibilidad hacia la música romántica o la poesía. Es indecisa a la hora de tomar cualquier determinación, y su propia angustia le conduce al llanto con facilidad. Tiene grandes problemas a la hora de captar ideas sutiles, y eso le dificulta comprender los conflictos que tiene ante sí. De hecho, no sabe concentrarse. Este remedio es especialmente útil para mujeres en la edad madura. La diferencia entre *Graphites* y *Anacardium* es que el primer remedio es apropiado para personas que se entristecen ante su indecisión, mientras que *Anacardium* se utiliza para los casos en los que las dudas provocan enfado.

Mercurius

Este es el remedio para las personas que padecen una mala memoria crónica. Se pierden en calles conocidas, y pueden tener serias dificultades para regresar a su hogar. Es un remedio adecuado para personas de edad avanzada, que tienen problemas para coordinar los movimientos de su cuerpo con los deseos de su mente. Son seres desconfiados, que tienen miedos irracionales y están cansados de vivir. Pueden llegar a la agresividad por causa de su propia confusión mental, ya que sienten que los demás buscan engañarles o hacerles algún tipo de daño.

Natrum Sulphuricum

Este es un remedio que tiene un campo de acción muy concreto en el terreno de la confusión. Es la solución para aquellos que sufren pérdidas de memoria por causa de un golpe en la cabeza o algún tipo de traumatismo. Evidentemente, aquellas personas que han sufrido un accidente de este tipo deben recibir atención médica urgente y ser diagnosticadas correctamente por un especialista. *Natrum Sulphuricum* es el remedio para después, que ayudará a recuperarse de los problemas o secuelas que este tipo de accidentes pueden causar en la memoria o en la capacidad mental general.

Nux vomica

Nux vomica es el remedio para aquellos que se sienten confundidos tras una noche de fiesta o por el consumo de alcohol. Este remedio se diferencia de *Cannabis* en que este último es apropiado para aquellos que han abusado de las drogas durante un período largo de tiempo, mientras que el efecto de *Nux vomica* se aplica a casos de intoxicación etílica más esporádicos.

Phosphoricum acidum

El ácido fosfórico homeopático es apropiado para las personas debilitadas por una enfermedad, por penas sentimentales o por excesos intelectuales. Son personas que padecen una gran fatiga mental, con la sensación de tener la mente "vacía". Su estado general es de confusión, desean el reposo y se quedan dormidos en cualquier lugar en pleno día. Si fuera por ellos, se pasarían el día durmiendo para así no tener que enfrentarse a sus propios dilemas interiores.

Remedios homeopáticos para la indecisión
Anacardium

Este es el remedio para aquellos que caen víctimas de una extrema falta de decisión. Viven entre dos mundos irreconciliables, incapaces de tomar una determinación adecuada en una u otra dirección. Generalmente sienten un gran cansancio físico y una preocupante pérdida de memoria, que les dificulta recordar los nombres de las personas de su entorno. Suelen ser individuos apasionados e irritables, y su enfado se ve agravado por las dudas acerca de cuál es el camino correcto a seguir.

Baryta carbonica

Baryta carbonica es un buen remedio para aquellas personas que tienen dudas en su trabajo. Su memoria sufre bastante y pueden pasar de la confusión a la indecisión con cierta facilidad. Seguramente buscan ayuda en los demás, esperando que les solucionen sus conflictos, pero en realidad deberían aprender a ser más independientes y seguros de sí mismos.

Calcarea carbonica

Este es el remedio para aquellos que se sienten fracasados antes de tiempo. Son personas que carecen de fe en sí mismas, y que cuando han de enfrentarse a algún dilema, dudan en exceso, no porque no tengan claras las opciones, sino porque piensan que elijan la que elijan, se equivocarán.

Pulsatilla

Este remedio es útil para las personas que tienen grandes problemas sentimentales. Tienen dudas acerca de la veracidad de sus emociones y padecen una grave insatisfacción. Sienten que su corazón está dividido entre varios sentimientos y lloran, reclamando consuelo. *Pulsatilla* es la mejor solución para los conflictos sentimentales de las mujeres jóvenes, especialmente para aquellos casos en los que se duda entre dos amores.

Thuya

La persona *Thuya* sufre por un secreto que provoca una gran parálisis. Es una persona sensible e impresionable. Sus ideas son obsesivas y puede sentir que se encuentra dividida entre varias opciones. Se siente débil, vulnerable. Tiene un gran temor a mostrar defectos ante los demás y se confunde mucho al hablar.

Complementando el tratamiento

Si bien la confusión y la indecisión pueden ser tratados por medio del tratamiento homeopático, no cabe duda de que existen algunas normas de conducta que resultan muy útiles para todos nosotros en estos casos:

- Si el estado de confusión está causado por algún accidente o traumatismo, resulta indispensable buscar la ayuda médica necesaria de inmediato. Especialmente, los golpes en la cabeza deben ser estudiados con cuidado por medio de scaners o radiografías, y requieren un tiempo de observación hospitalaria para evitar cualquier consecuencia grave, incluso la muerte.
- Ante las dudas existenciales, lo mejor es buscar la serenidad y practicar técnicas de relajación o meditación que nos ayuden a dejar a un lado los temores, abriéndonos a una visión más amplia de la realidad. Una buena idea para tratar estas dudas consiste en escribirlas en un papel y hacer una lista con los pros y los contras de cada opción. Concédete tiempo para completar tu lista y analízala lo más objetivamente que puedas.
- Pide ayuda. Ni siquiera las personas más preclaras ni los grandes sabios tienen todas las respuestas en su interior. A tu alrededor hay seguramente personas que te aprecian y que te pueden dar opiniones interesantes. Escucha a todos, pero al final toma tú la decisión. Sobre todo, no te dejes llevar por el último consejo que has oído. Valora todas las opiniones teniendo en cuenta quién las emite, su grado de conocimiento del tema y tu experiencia vital.
- Concédete tiempo. Si la decisión es verdaderamente importante para tu vida, tienes derecho a un período de reflexión. Si alguien te presiona para que tomes una decisión rápida en un determinado sentido, quizás sea un indicio desfavorable para seguir ese camino. El tiempo lo aclara todo, y posiblemente con un poco de calma seas capaz de ver las cosas con más claridad.
- Acepta que la confusión y las dudas forman parte de la existencia. No hay que sentirse culpable por dudar.

La culpa

Muchas personas sufren de un modo indecible por causa de sentimientos de culpa que están incrustados en su conciencia. Pocas emociones son tan poderosas a la hora de modificar nuestro comportamiento como la culpabilidad, y por ese motivo, esta es una de las grandes causas de insatisfacción en las personas que la padecen.

La culpa es un sentimiento de responsabilidad por actos que hemos cometido en el pasado, que consideramos erróneos, y que a nuestro juicio han producido consecuencias funestas para nosotros o para otras personas. La culpa siempre está asociada al sentimiento de pesar, al remordimiento por lo que ocurrió, a la pena inconsolable causada por un hecho que está constantemente presente en la conciencia.

El culpable rememora constantemente los acontecimientos que dieron origen a sus tristes sentimientos. Vuelve una y otra vez a ellos, lamentando las oportunidades que se le presentaron para evitar el hecho que le atormenta, y pensando cómo es que no fue capaz de variar el rumbo de los sucesos.

Si bien la culpa está asociada al hecho de sentirse responsable de algo, la culpa no es responsabilidad, o quizás es responsabilidad mal entendida. Cada uno de nosotros es dueño de sus actos, y cada cosa que hacemos tiene unas consecuencias evidentes tanto para nuestra vida como para la de los demás. Pero lo hecho, hecho está. Si perdimos algo, lo hemos perdido, y ya no hay vuelta atrás.

Ante los errores y los sentimientos de culpa que generan, tenemos dos opciones muy claras: seguir lamentándonos para toda la eternidad, viviendo en un pasado que ya nunca volverá, o aprender de ellos y seguir adelante con confianza y un grado mayor de madurez.

Mirando hacia atrás, cualquier persona adulta puede encontrar motivos suficientes para sentirse culpable de algo. Nadie que haya vivido unos cuantos años puede decir que su paso por este mundo esté libre de mancha, y si alguien lo piensa así, a lo mejor tiene un problema más grave de lo que cree. La culpa nace de la conciencia, esa vocecita interior que no podemos acallar y que nos dice que eso que hicimos no estuvo del todo bien.

Hay por tanto un elemento moral en la culpa que puede ser positivo, pues nos ayuda a cambiar determinadas pautas de conducta. Pero más allá de esa reprimenda, la culpa puede ser una carga injusta y difícil de soportar para cualquiera de nosotros, sobre todo, porque no siempre tenemos motivos objetivos para sentirnos culpables.

La culpa proviene, en muchas ocasiones, del concepto de "pecado", que tan presente está en la cultura judeocristiana que impera en Occidente. Existe así un sinnúmero de prohibiciones morales, cuya violación lleva a algunas personas al sentimiento de estar contaminadas, de haber cometido un error de consecuencias funestas que tendrá su castigo por parte de las fuerzas superiores, sean estas divinas o kármicas.

Hay quien se siente culpable por cuestiones que a otros quizás les parecen banales, propias de una moral caduca, o bien por sentimientos o deseos que son completamente normales. ¿Quién no ha sentido ira hacia un semejante? ¿quién no ha tenido la tentación de robar? ¿quién no ha sido infiel con el pensamiento alguna vez? Sentirse culpable por ideas o por sentimientos que forman parte de nuestra naturaleza humana no es sino una forma de torturarse innecesariamente.

Cada persona tiene en sí misma una zona de sombra que forma parte de su propia personalidad, una zona adonde han ido a parar todos los impulsos reprimidos, todo aquello que consideramos inaceptable. Esa zona oscura es una parte natural de nuestro ser, y todos, absolutamente todos, la tenemos viva en nuestro interior.

Evidentemente, nadie pretende que vivamos nuestra existencia siguiendo los preceptos de nuestra sombra, pues sin duda nos crearíamos bastantes problemas, pero eso no quiere decir que tengamos que sepultar a esta parte de nuestra psique bajo una pesada losa de rechazo.

La sombra existe y va a surgir constantemente en nuestra vida. Así que cuando surja, lo mejor que podemos hacer es mirarla cara a cara y aceptar su existencia. Si por ejemplo alguien nos hace daño, y surge en nosotros un deseo de venganza, tenemos que darnos cuenta de que es algo completamente natural, mirar a ese deseo cara a cara, reconocerlo y a continuación seguir viviendo. No nos dejaremos llevar por él, pero tampoco lo vamos a esconder, porque es lógico sentir dolor.

Aceptando nuestros "pecados" como parte de la propia naturaleza humana, estamos cerrando las puertas a la culpa y abriéndolas a una mejor comprensión de lo que somos, personas normales con sentimientos normales.

Un sentimiento de culpa muy acusado nos hace vulnerables e inquietos, y además, nos resta espontaneidad en la vida social: Por otro lado, es un sentimiento que nos deja a merced de aquellos que perpretan el chantaje emocional, pues éstos se nutren del sentimiento de culpa de sus víctimas.

Por último, hay que establecer la diferencia entre la culpa y la vergüenza. El primer sentimiento es más privado, se percibe en el interior del ser. En cambio, la vergüenza es un temor público, que surge en nuestra interacción con el resto de las personas. Este sentimiento está más relacionado con la baja autoestima que la propia culpa, y se puede tratar con los remedios que hemos recomendado para la timidez.

A continuación mostramos diversos remedios homeopáticos para el tratamiento de los sentimientos de culpa, no importa cuál sea su profundidad o antigüedad.

Remedios homeopáticos para la culpa

Anacardium

El remedio *Anacardium* es apropiado para aquellas personas que humillan con demasiada facilidad a los demás. El origen de este comportamiento viene causado por un profundo sentimiento de culpa, que se expresa como ira hacia los otros. Estas personas padecen una cierta pereza mental que acompaña a sus deseos de herir a aquellos que les rodean.

Aurum metallicum

El oro homeopático es muy recomendable para las personas que sufren a causa de un profundo sentimiento de culpa. Se reprochan muchos actos del pasado, y pueden tener fuertes ideas suicidas. Sin duda piensan que cometieron un acto abominable que deben pagar con el precio de su sufrimiento presente, e incluso con su propia vida. La existencia es una pesada carga para ellos, y se enfadan con demasiada facilidad cuando no logran sus deseos o cuando se les contradice.

Chelidonium

La persona *Chelidonium* suele ser dominante, mandona. Obliga a otros a hacer su voluntad, pero lo hace para tapar sus propios sentimientos de culpa hacia esas mismas personas. Un elemento muy importante a la hora de reconocer la idoneidad de este remedio es que estas personas suelen padecer importantes enfermedades en el hígado o la vesícula.

Digitalis

La digital preparada homeopáticamente es un buen remedio para todos aquellos que se sienten culpables por haber vivido alguna aventura amorosa fuera del matrimonio. Generalmente, esta culpa provoca algunos síntomas físicos en el corazón, como pueden ser la taquicardia o las arritmias. La persona se fatiga al menor esfuerzo, y puede presentar cierta palidez en la cara y los labios.

Ignatia
Ignatia es uno de los remedios más importantes para el tratamiento de la culpa. La persona que requiere *Ignatia* vive sus penas con gran dolor. Es muy sensible y llora de manera incontrolable. Se contradice con facilidad. Suele ser una persona sofisticada e intolerante consigo misma. Su culpa proviene de algún problema sentimental, bien porque siente que se ha dejado seducir por una persona que mostró ser indigna de su amor, o bien porque le han herido en lo más profundo. Estas personas no se dejan consolar, aunque les viene bien distraerse de vez en cuando.

Syphilinum
Este es el remedio para las personas que se sienten contaminadas. Algún acontecimiento del pasado les ha dejado la sensación de estar manchadas, sucias. Tienen la necesidad de ducharse varias veces al día, o bien se lavan las manos de manera compulsiva. Este tipo de conductas se pueden extender al hogar, que limpian constantemente con gran empeño, o sólo a su cuerpo. En todo caso, nunca logran su objetivo, pues la contaminación es interna y no externa.

Natrum muriaticum
Esta persona suele ser muy crítica con los demás y tiene una gran dificultad para expresar sus emociones. Piensa mucho en el pasado, e internamente se culpa de antiguos errores cometidos en sus relaciones sentimentales. La culpa le lleva con facilidad al rencor.

Thuya
La persona *Thuya* presenta ideas obsesivas, está deprimida por algo que sucedió en el pasado y que se esconde como un gran pecado. Es un individuo muy sensible, que sufre por impresiones externas y tiene una acusada melancolía. La música le hace llorar, y cree que es muy frágil, que se va a romper de un momento a otro.

Complementando el tratamiento
En el tratamiento homeopático de los sentimientos de culpabilidad contamos con la ayuda de algunas normas de conducta apropiadas. He aquí algunas sugerencias:

- Evita compararte con los demás, sobre todo con aquellos que manifiestan un orgullo desmesurado o un destcado complejo de superioridad. Cada persona es como es, y si en unos aspectos somos inferiores a otras personas, en otros seguro que les aventajamos.

- Evita los objetivos inalcanzables o las fantasías de imposible realización. No son sino una forma de bajar tu autoestima, y te hacen sentir culpable por no poder conseguirlos.
- Si has cometido un error que te hace sentir responsable, intenta solucionarlo cuanto antes. Si eso ya no es posible, haz algo positivo a cambio del daño que causaste. No tiene por qué ser a las mismas personas que sufrieron el error, y ni siquiera tiene por qué haber una relación evidente entre el hecho causante y tu reparación. Lo importante es que sientas en tu corazón que estás remediando el error de la mejor manera posible. Una vez hecho esto, cierra ese capítulo de tu vida, porque de verdad está cerrado.
- La culpa puede tener su parte positiva si somos capaces de ver en ella el elemento de responsabilidad que lleva implícito. Si alguien comete un error por su falta de madurez, tiene un ejemplo muy claro de lo que debe hacer a continuación: analizar el error, buscar las causas e intentar aprender de él para no volver a cometerlo. Los ejemplos negativos no suelen ser los mejores, pero si eso es lo que tenemos, al menos intentemos sacar un provecho de ello. Una vez que tengas tus conclusiones, olvida el pasado y mira hacia delante. El pasado es estiércol, y ya sabes de qué está hecho es el estiércol y a qué huele cuando lo remueves.

Las fantasías y los delirios

La fantasía es uno de los mayores dones del ser humano. Nuestra capacidad de imaginar, de buscar a través de nuestra mente realidades alternativas, ha sido fundamental a la hora de desarrollarnos como especie y de adquirir el predominio que actualmente disfrutamos sobre el resto de los animales, con todas las consecuencias positivas y negativas que esto conlleva.

Cuando una persona tiene un problema, cuando se enfrenta a una dificultad o a un reto, puede usar su capacidad imaginativa para buscar soluciones, del mismo modo que un inventor hace funcionar en su cerebro las máquinas de su invención antes de hacerlas realidad en el plano físico. Así, todo cuanto ha creado el ser humano, todo lo que podemos tocar, existió primero en la mente de alguien, fue fantasía antes de ser realidad.

Y si dejamos el plano de la ciencia y de la técnica para adentrarnos en el terreno del arte, no cabe duda de que la imaginación es capaz de alcanzar cualquier resultado que se proponga. Ningún animal produce arte, así que el desarrollo de la imaginación es una capacidad plenamente humana, que ha creado obras extraordinarias, fruto de la inspiración del alma colectiva de nuestra especie.

Pero junto a estas virtudes de la imaginación, también es cierto que en algunos casos, las personas tienden a refugiarse en un universo de ilusiones que las aleja de los problemas del mundo real. Las fantasías románticas, por ejemplo, no son exclusivas de la gente más joven e inexperta, sino que afectan también a no pocos adultos, que sueñan con relaciones sentimentales ideales, con héroes protectores y doncellas cándidas, ideales que tienen poco o nada que ver con la realidad de la vida de cualquier pareja.

Fantasías como estas u otras parecidas no provocan otra cosa que insatisfacción, pues con su grandiosidad nos impiden disfrutar de los momentos más hermosos de la vida, que generalmente suelen ser pequeños instantes de felicidad más que grandes explosiones de fantasía hecha realidad.

Existen así algunas personas que padecen una gran insatisfacción en su vida, y no porque su existencia sea objetivamente susceptible de provocar lástima. No están enfermos, no padecen necesidades económicas acuciantes, tienen familia y lo necesario para llevar una vida satisfactoria, pero como nada de lo que les rodea se acomoda a sus ilusiones y nada tiene la perfección que ellos desearían en sus sueños, se lamentan amargamente.

Dentro del extenso reino de las ilusiones y fantasías, hay que hacer mención a los delirios. El delirio es un tipo de ilusión de carácter vívido y generalmente de breve duración, que provoca fuertes sentimientos en quien lo padece, pues se confunde fácilmente con la realidad.

Así, cuando alguien tiene una fantasía, sabe que es una imagen o sueño que existe solamente en su mente, es decir, es consciente de la diferencia que existe entre la fantasía que puebla su cerebro y la realidad que palpan sus sentidos. De hecho, el sufrimiento de las personas que viven en un mundo de fantasías se debe precisamente a esta percepción diferenciada entre la realidad y la ilusión.

El delirio, en cambio, es muy difícil o quizá imposible de distinguir de la realidad objetiva. Uno ve visiones y no sabe si esas visiones corresponden a algo tangible o no. En el delirio o alucinación, la persona siente que se ha introducido en una realidad alternativa, que posee sus propias normas, y que por momentos le hace olvidar aquella de la que procede.

Algunos delirios pueden tener su origen en procesos físicos naturales, como por ejemplo una fiebre muy elevada. Otros vienen producidos por un consumo inmoderado de drogas, en estados avanzados de alcoholismo, o por la acción de sustancias nocivas (gases o venenos) que producen una intoxicación que afecta al cerebro.

En el análisis de las fantasías y los delirios es muy importante prestar atención a los sueños. Generalmente, es por la noche cuando nuestra consciencia entra en otro tipo de realidad, cuando nos deslizamos en un mundo de imágenes llenas de vida, a través de las cuales surgen diversos temas de gran interés. Los sueños desagradables, llenos de persecuciones, caídas, muertes o violencia, son un indicio de los temores que padecemos y en muchas ocasiones no nos atrevemos a manifestar en la vida diurna. Por otro lado, también hay sueños que expresan nuestras aspiraciones, los deseos o las cualidades que necesitamos desarrollar en cada momento.

Un capítulo aparte merecen las ilusiones que se transforman en auténticos y graves problemas mentales. Cuando la percepción de la realidad se distorsiona de un modo dramático, nos encontramos ante trastornos como la paranoia o la esquizofrenia, enfermedades que requieren tratamiento psicoterapéutico.

En cualquier caso, en el tratamiento de las fantasías y los delirios más habituales contamos con la inestimable ayuda de la Homeopatía.

Remedios homeopáticos para las fantasías y los delirios
Argentum nitricum
Las fantasías de *Argentum nitricum* se relacionan con el temor a ser abandonado. Estas personas se imaginan que les dejaran solos, y son hiperactivos, ansiosos. Constantemente anticipan todo lo que les sucederá, que será negativo o doloroso para ellos. Temen quedarse dormidos, pues sus sueños son de un realismo tal que al despertar les llevan a dudar acerca de si fueron reales o no.

Belladona
Este es el remedio para las visiones que surgen en los estados febriles. En estos casos, cuando se cierran los ojos, se observan imágenes desagradables, como de animales o caras deformadas. Con facilidad, estas imágenes se transforman en demonios que atormentan al sujeto. Hay un gran deseo de dormir, pero una tremenda dificultad para lograrlo. Estas personas presentan la cara enrojecida, brillante, y suelen tener las pupilas dilatadas.

Cannabis indica
Cannabis es el remedio para aquellos que viven en un mundo de fantasías placenteras que les llenan por completo. Hay dificultad de concentración y muchas ideas. En algunos casos, se trata de personas que han consumido drogas o que las consumen habitualmente, por lo que sus facultades mentales están seriamente afectadas. Una de las claves de Cannabis es la sensación de que el tiempo se alarga, así como los objetos. Las distancias se hacen interminables y todo se vuelve lento. Los sueños suelen contener pesadillas, pero a veces son muy voluptuosos. En estos sueños pueden aparecer temas o personajes religiosos, como Cristo, Buda o el jardín del Paraíso de Mahoma. El despertar, en cambio, es muy desagradable, con una profunda sensación de cansancio o desgana, y en el caso de los hombres, descubriendo que han sufrido emisiones involuntarias de semen (espermatorrea).

China
Los delirios de *China* están relacionados con el temor a ser perseguido. Estas personas piensan que los demás están en su contra, que buscan su perdición, y constantemente están viendo tramas o conspiraciones en su entorno familiar o laboral. Estos temores les pueden llevar a cometer actos violentos, aunque en algunos casos caen fácil-

mente en la apatía y el desánimo, con la sensación de que no pueden luchar contra las poderosas fuerzas que creen que se les oponen. Sus sueños contienen persecuciones, huidas y una gran dosis de violencia, con golpes o disparos. Tras estos sueños, la persona se despierta ansiosa y enfadada.

Hyoscyamus

Estas personas tienen frecuentes fantasías y sueños eróticos, que les satisfacen plenamente. Desean hacer realidad sus fantasías, y por este motivo hablan continuamente de sexo, hacen bromas obscenas y les gusta vestir de forma provocativa. Son monotemáticos y pueden acabar sufriendo el rechazo de los demás, que se aburren de su comportamiento repetitivo. En ocasiones padecen a causa de los celos, generalmente por motivos más imaginarios que reales. Cuando sueñan, pueden tener pesadillas que les hacen despertar gritando, o bien fortísimas ilusiones sexuales.

Opium

La persona *Opium* vive indiferente al resto del mundo. Generalmente padece una gran somnolencia diurna, que se acompaña de insomnio al llegar la noche. En sus sueños puede tener visiones de animales que le aterran, y es extremadamente sensible a los ruidos nocturnos, que le llevan a imaginar toda clase de cosas. En algunos casos, puede protagonizar episodios de violencia. Son personas que caen con facilidad en la mentira y que padecen un gran temor a los animales pequeños (ratas, arañas, etc).

Staphysagria

Las fantasías de *Staphysagria* están hechas con el material de los sueños más románticos e idealistas. Estas personas viven para el amor, y creen que van a experimentar en su vida todo aquello que se lee en las novelas rosas. En sus sueños, suspiran por encontrar un amante maravilloso que les saque de su rutina. Son extremadamente sensibles ante las muestras de cariño de los demás, pero como no hacen demasiados esfuerzos por recompensarles, rápidamente pierden al objeto de su amor.

Stramonium

Las fantasías de *Stramonium* son muy vívidas, hasta el punto de que la persona puede tener algunas dudas acerca de si esas imágenes son reales o solamente un fruto de su imaginación. Generalmente se trata de fantasías aterradoras acerca de sombras o seres oscuros, que provocan mucho sufrimiento en aquellos que las padecen. Este remedio es muy recomendable para los niños que padecen pesadillas, que tienen terror a dormir con la luz apagada, o que imaginan que hay toda clase de monstruos en su dormitorio, dentro del armario o debajo de su cama.

Complementando el tratamiento

Para complementar el tratamiento homeopático de las fantasías y los delirios podemos tener en cuenta las siguientes sugerencias:

- Si el origen del delirio proviene de un trastorno físico, trataremos las causas o buscaremos consejo médico. Si en cambio tiene su origen en el consumo de drogas o alcohol, lo más recomendable es ser conscientes del daño que nos estamos provocando y buscar ayuda psicológica para intentar abandonar esos hábitos.
- Analiza las cualidades que posees, las personas que están en tu vida, las cosas que tienes, y valora todos esos elementos. Sé plenamente consciente de que eres un ser afortunado en muchos sentidos. La realidad vivida con plena consciencia es muchas veces mejor que la más hermosa de las fantasías.
- Cuando sientas que tu imaginación vuela más alto de lo que debería, y sobre todo si esas ilusiones te provocan desazón y tristeza al compararlas con tu realidad presente, plantéate de qué estás huyendo y qué puedes hacer para mejorar tu vida de un modo real y efectivo.
- Si eres una persona muy imaginativa, procura dar salida a tus ideas a través de cualquier ocupación creativa. Escribir, pintar, tocar un instrumento, hacer manualidades o bricolage son extraordinarias salidas para estas energías. Quizá tengas una vocación artística que está dormida en tu interior. Despiértala. Hacer algo concreto con la imaginación es el mejor medio para convertirla en nuestra aliada.

La hipersensibilidad

La hipersensibilidad es un estado en el cual somos extremadamente sensibles a determinados estímulos, que pueden provocar en nosotros reacciones muy diversas, pero generalmente negativas.

En realidad, la palabra "sensibilidad" tiene, en el idioma español, un doble significado que conviene aclarar para poder comprender mejor a qué nos referimos cuando hablamos de estas cuestiones.

Por un lado, la sensibilidad es la capacidad de sentir o percibir, que es propia de todos los seres vivos. Así, si nos acercamos a una flor, nuestra vista nos permite captar las ondas de luz que refleja, y que nos informan acerca de su forma y color. Al tiempo, nuestro olfato recoge diversas moléculas que la flor dispersa en el aire, que nos indican cuál es su aroma. Este tipo de sensibilidad, que también podríamos denominar "sensación", es vital para nuestra subsistencia, pues dependemos completamente de los sentidos físicos a la hora de desarrollar nuestra vida, y no en vano, quien carece de alguno de ellos, desarrolla al máximo los demás para suplir la falta.

Por otra parte, la sensibilidad es también la capacidad de experimentar sentimientos de compasión, de humanidad o de ternura. Es por tanto, una característica muy propia del ser humano. Dentro del amplio capítulo de la sensibilidad podemos agrupar emociones como la empatía, es decir, la capacidad de ponerse en la piel del otro, de vivir sus sentimientos como si fueran nuestros. También está aquí presente la capacidad de ver a los demás como hermanos y no como enemigos, o el afecto que nos inspiran otras personas o nuestros animales de compañía.

La sensibilidad, en ambos sentidos de la palabra, es una cualidad fundamental para cualquier persona, y quien no la ha desarrollado completamente, quien no es capaz de conectar con ella, tiene un importante problema que resolver en su vida, ya que puede caer en extremos como la apatía, la confusión, la violencia o la venganza.

Pero, en sentido contrario, existen determinados procesos vitales o determinados comportamientos en las cuales la sensibilidad adquiere un protagonismo desmesurado, que lleva a la persona a estar demasiado susceptible ante cualquier influencia externa. En estos casos, elementos de la vida cotidiana que a otras personas no les causan ningún contratiempo, se vuelven completamente insufribles y amenazan con romper en mil pedazos su precaria estabilidad psíquica.

Algunos de estos elementos causantes pueden provocar estallidos de cólera, o bien pueden determinar que la persona sufriente caiga en el más completo abatimiento, entristecida por todas aquellas emociones que el estímulo externo ha despertado en su interior. Así, hay quien tiene una exagerada sensibilidad a los ruidos más suaves, hasta el punto de irritarse con cualquier pequeño sonido que provenga del vecindario o de los habitantes de su propio hogar. En otros casos, agentes externos como determinados tipos de música, la poesía, o bien las películas de corte romántico, excitan las emociones de las personas, que se desahogan a través de lágrimas y sumidos en los pensamientos más deprimentes.

Un caso muy especial dentro de estos trastornos es el de aquellas personas que se sienten aludidas por cualquier comentario que hagan los demás, aunque no se refiera a ellos, o que tienden a buscar en las palabras de los otros, significados ocultos que les atañen y que pretenden herirles. De nuevo, hay quien reacciona con ira ante estos supuestos ataques y también quien se siente dolido y recurre a las lágrimas.

Sin duda, estas personas padecen grandes frustraciones en sus relaciones con los demás, pero quizá no son conscientes del daño que hacen a sus seres queridos, que constantemente tienen que estar eligiendo las palabras y cuidando sus gestos para no irritarles. Son personas que sufren y hacen sufrir, por lo que en muchas ocasiones se ven abandonados, situación que sólo sirve para reafirmarles en sus ideas.

En algunos casos, la profunda emotividad que habita en la persona hipersensible, en vez de manifestarse de un modo abierto y evidente, se interioriza. Aquí, la persona afectada vive sus emociones con mayor fuerza, pues carece del necesario desahogo que haría sus sufrimientos un poco más llevaderos.

Las emociones profundamente escondidas tienden a somatizarse, es decir, a convertirse en síntomas físicos que pueden dar origen a diversas enfermedades. Así, uno de los trastornos que más se relacionan con una sensibilidad sofocada es la alergia.

En el plano físico, la alergia surge cuando nuestro sistema inmunológico identifica ciertas sustancias comunes, que son inocuas para el organismo, como si fueran elementos potencialmente dañinos. La sustancia o sustancias causantes de la alergia difieren en cada persona, y van desde los ácaros del polvo, hasta el polen de unas u otras especies vegetales, pasando por determinados productos químicos, algunos alimentos, o bien los diversos tipos de tejidos que se emplean en la confección de la ropa. Estos elementos, denominados genéricamente "alergenos" representan un conjunto tan amplio y variado, que son necesarias muchas pruebas de sensibilidad para reconocer cuáles son los que afectan a un determinado individuo.

En el plano psico-emocional, existe una correspondencia directa entre las alergias y una gran sensibilidad a las emociones, sensibilidad que no se vive con plena consciencia. Así que, si bien el alérgico debe seguir en todo caso las recomendaciones y tratamientos que le imponga su médico, no estaría de más que analizara su predisposición psíquica a padecer y a esconder sus propias emociones.

Los casos en que la sensibilidad está descontrolada, tanto si se manifiesta de modo evidente como si no, merecen ser tratados con la ayuda de la Homeopatía. Este sistema curativo nos puede ayudar de un modo muy eficaz a recuperar el equilibrio perdido, ese equilibrio en el que podemos ser personas sensibles y manifestar nuestros sentimientos, pero sin caer en extremismos absurdos.

Remedios homeopáticos para la hipersensibilidad
Arsenicum album
Este es el remedio para las personas que son muy sensibles ante el desorden. Son seres aseados y escrupulosos, que pueden caer en estados de debilidad y postración frente a los problemas. No soportan que los objetos estén fuera de lugar, o que las cosas no se hagan del modo limpio y elegante que ellos pretenden.
Asafoetida
La asafétida homeopática es apropiada para aquellas personas que son muy sensibles a los ruidos. Suelen ser nerviosas, y pueden caer en la histeria frente a estímulos adversos del exterior, con la sensación de tener un cuerpo extraño en la garganta. Siempre que pueden, rehuyen el contacto físico con los demás.
Chamomilla
Este remedio describe a una persona irritable y nerviosa. Puede sufrir una gran ansiedad, y tiene un sueño agitado o quizás éste sea inexistente. *Chamomilla* suele padecer una gran sensibilidad hacia el dolor físico, que no tolera en ninguna medida. El dolor le provoca un torrente de lágrimas y suele manifestar comportamientos infantiles cuando está enferma.

China

La persona *China* se ofende con mucha facilidad y es sensible a los comentarios u opiniones de los demás. Estas personas tienen la piel muy suave y se irritan con facilidad al vestirse con determinados tejidos. Su piel refleja la propia sensibilidad de su alma, muy preocupada por todo lo que viene de fuera y sintiéndose herida por los otros.

Coffea

El café homeopático es muy útil para todas aquellas personas que padecen una extremada sensibilidad a los estimulantes, incluyendo el propio café. Son individuos excitados, nerviosos, que padecen insomnio. Sus pensamientos suelen ser recurrentes, en un permanente círculo vicioso que les llena de ansiedad y les obliga a estar despiertos hasta altas horas de la noche.

Ignatia

Este remedio describe a una persona con una gran sensibilidad emocional. Suele dar mucho de sí en las relaciones, pero ha sufrido una pérdida muy difícil de sobrellevar. Aunque quizá busque la compañía de seres queridos, rechaza la ayuda que éstos le brindan, ya que se regocija en su dolor. Son personas que esperan mucho de los demás y se desilusionan con demasiada facilidad. Son sensibles a los comentarios, como si todos tuvieran un doble sentido o se refirieran a ellos en exclusiva.

Kali carbonicum

El carbonato de potasio homeopático ayuda a aquellas personas que carecen de confianza en sí mismas. Son tan sensibles que se sobresaltan por cualquier cosa. Les molesta sentir que dependen de otros, pues son demasiado susceptibles, pero en el fondo no pueden hacer nada sin el apoyo o la bendición de otras personas.

Phosphorus

La persona *Phosphorus* es muy sensible a lo que le rodea. Se implica con vehemencia en los pensamientos y sentimientos de las personas a las que ama. Suele ser una persona emotiva, vehemente y con una gran compasión. Cuando alguien enferma, él puede reproducir en su cuerpo todos los síntomas. Tiene también una gran sensibilidad a los relatos de terror o a las películas de miedo, que les atraen poderosamente, pero que luego les provocan pesadillas. Se trata de individuos muy influenciables, que padecen por cuestiones irreales, que sólo existen en su interior.

Pulsatilla

Este es el remedio para las mujeres jóvenes que padecen por causa de una gran sensibilidad emocional. Suelen ser personas inocentes, que buscan la compañía, ser queridas, pero que caen en la autocompasión y el llanto por conflictos sentimentales, o amores no correspondidos. Todo lo que se relaciona con el amor les excita y les lleva a la desolación.

Zincum metallicum
Este remedio será de utilidad a las personas que están insatisfechas de su vida. Se quejan con facilidad y están irritables. Tienen claros problemas de concentración debido a que son demasiado sensibles a cualquier influencia externa. Todo lo que viene de fuera, cualquier estímulo, les llama la atención y les impide hacer lo que desean. Su memoria se debilita por momentos.

Complementando el tratamiento
Existen diversas estrategias de conducta que podemos seguir para complementar y reforzar el tratamiento homeopático de los casos de hipersensibilidad. Presentamos a continuación algunas sugerencias:

- Si nos sentimos molestos con otras personas, sea por sus ruidos o por su simple presencia a nuestro lado, es interesante que analicemos cuáles son los fundamentos de nuestra ira. Probablemente hay muchas emociones escondidas en nuestro interior que sólo salen a flote a través del estímulo externo, pero que merecerían ser escuchadas y cuidadas.
- Las emociones desbordadas por causa de estímulos tales como la música, las películas románticas o la poesía surgen muchas veces de una insatisfacción ante las circunstancias de la vida presente. Este tipo de comportamientos exaltados, que nada tienen que ver con la sana emoción que provoca el arte en cualquier persona dotada de sensibilidad, puede que nos estén conectando con fantasías irrealizables que habitan en nuestro interior, y que generalmente nos hacen más daño que bien.
- Si la hipersensibilidad procede de las palabras de otros, lo primero es aprender a no buscar el doble sentido en todo. Si alguien quiere decirnos algo, que lo diga directamente, y si no, es mejor ignorarlo. Quien se pasa la vida preguntándose por los mensajes ocultos de los demás, no hace otra cosa que torturarse inútilmente. Y en segundo lugar, no nos creamos el centro del universo. No todo tiene que ver con nosotros ni se refiere a nuestra vida. Un poco de humildad a veces viene muy bien.
- La compasión y la empatía son fundamentales a la hora de tratar con las personas hipersensibles. De nada sirve irritarse con sus comportamientos, sino que es mejor comprenderles y ayudarles a ver el origen de su exaltación.

La ira

El enfado o la ira es una de las emociones más complejas del ser humano. Podríamos definirla como un conjunto de sentimientos negativos, de carácter violento y destructivo, que se suelen manifestar de modo intempestivo. La ira surge de nuestra energía interior, de todas aquellos mecanismos que poseemos para defendernos de las agresiones externas y que, bien canalizados, son fundamentales para nuestra existencia. De hecho, en su justa medida, el enfado puede ser un factor positivo para que los demás no nos avasallen ni se aprovechen de nosotros. Pero cuando no sabemos manejarla, la ira puede sin duda puede ser una energía muy desestabilizadora.

Como cualquier emoción humana, la ira tiene grados y no todo el mundo la expresa del mismo modo. Algunos tienden a manifestar su enfado de un modo directo y evidente, mientras que otros, en cambio, guardan su ira dentro de sí, o tienen un grado de tolerancia tan alto que difícilmente podemos verles irritados. En cualquier caso, el estado emocional que provoca el enfado es el mismo para unos o para otros, y se caracteriza por una sensación de "fuego" interno que explota de modo descontrolado en palabras o en gestos llenos de energía negativa.

El origen del enfado suele nacer de una acumulación de elementos, que se perciben como agravios, y que la persona va "tragando" durante un período de tiempo mayor o menor. El estallido de ira se convierte entonces en el gran "no", en un desbordamiento del vaso de la paciencia que puede ser torrencial.

Es interesante observar que el enfado surge siempre de una acumulación de ofensas (reales o imaginarias), que no encuentran una salida satisfactoria a su debido tiempo, y que en la medida en que se siguen acumulando, tienden a crear una rabia mayor y un mayor descontrol en el momento de su expresión directa. Los terribles estallidos de ira que surgen a causa de una causa trivial no están, por tanto, originados por esa única causa, sino que tienen su raíz en acontecimientos anteriores que no han podido ser expresados de un modo más conveniente en su momento.

Junto a la ofensa directa, sin duda, otra de las emociones que más contribuyen al desarrollo de estas energías negativas son los sentimientos de envidia, es decir, el pesar que nace del bien ajeno.

Si descendemos a los subterráneos de la envidia, veremos que en ellos habita una autoestima muy pobre, que se siente agraviada por todo lo que se percibe como un éxito de los demás. La envidia se alimenta de los sentimientos de inferioridad, del absurdo concepto de que "lo mío no sirve". Y aunque muchas personas que padecen este sentimiento se manifiestan con una forzada indiferencia, o con un pretendido orgullo, en el fondo sufren porque se sienten inferiores a aquellos que han puesto en la diana de sus bajas emociones.

El envidioso, claro está, no es más que un infeliz, pues es el único que de verdad padece las consecuencias de sus emociones negativas, del mismo modo que el que odia sufre infinitamente más que aquel que es objeto de su odio. Todos estos sentimientos no provocan más que dolor y son completamente nocivos para nuestra salud emocional.

Por supuesto, una de las consecuencias de la ira es el deseo de venganza. Muchas personas que se han sentido dañadas o agraviadas por otros, desean alcanzar algún tipo de revancha, aunque generalmente son muchas menos las que ponen en marcha los medios necesarios para alcanzar dicho fin.

Existe una diferencia muy importante entre la ira y la venganza, y es que la primera surge de un modo inmediato, visceral e incontrolado. La venganza, en cambio, requiere una planificación y una distancia con respecto al origen del enfado. El viejo refrán dice con razón que "la venganza se sirve en plato frío", y ciertamente hay aquí un elemento diferenciador con respecto a la ira. Frente al fuego de la ira, la venganza es fría. Su cumplimiento requiere un aplazamiento, y por supuesto, una determinada cualidad moral en la persona que la ejerce.

Pocas son las personas que encuentran alguna verdadera satisfacción en la venganza, pues junto a ella está siempre presente el temor a una represalia. Porque tras la venganza, el que fue en un tiempo verdugo pasa a convertirse en una víctima que alimenta a su vez su propio deseo de revancha, creando un círculo que parece no tener fin. Y además, el cumplimiento de la venganza nunca es tan satisfactorio en la realidad como lo fue en la imaginación, por lo que siempre resulta decepcionante.

A fin de cuentas, y como dijimos anteriormente, las personas que viven inmersas en el odio sufren mucho más que aquellas que son destinatarias de ese odio. El odiado muchas veces ignora que lo es, o simplemente no le importa, mientras que el que odia sí es seguro que sufre por sus sentimientos.

Es interesante destacar aquí que el sentimiento de ira es uno de los que más está creciendo en nuestras sociedades occidentales. El acelerado ritmo de vida y la competitividad extrema son buenos caldos de cultivo para que el enfado se convierta, para algunas personas, en la única respuesta posible ante lo que sienten como un entorno social agresivo.

Con frecuencia, pequeñas disputas tienen consecuencias desagradables, y no es extraño que en nuestra vida cotidiana nos encontremos con personas que reaccionan de un modo exagerado ante cualquier pequeña contrariedad, o incluso que nos respondan con violencia o malos modales.

Por otro lado, hay factores educativos que tienden a incrementar el nivel de agresividad de las personas. Por ejemplo, casi todos los niños muestran, en un momento u otro de su desarrollo, una necesidad imperiosa de obtener todo lo que desean de un modo inmediato. Si no obtienen el juguete o la golosina, y sobre todo, si no lo obtienen rápidamente, comienzan a gritar y a llorar de un modo inconsolable.

Este es un hecho totalmente natural, pues el niño desconoce cuáles son los límites de su deseo y cree que puede tener todo lo que quiere. En ese momento, la tarea de los padres y educadores consiste en dejarle claro cuáles son esos límites y que, evidentemente, no se le va a dar todo lo que pida, porque no todo es sano, ni conveniente, ni posible. Lamentablemente, y dado que vivimos en un mundo pendular, se ha pasado del nefasto autoritarismo del pasado al extremo contrario. Así, muchos padres piensan que si no conceden a sus hijos todos los caprichos imaginables, éstos se van a frustrar o van a sufrir algún tipo de trauma psíquico.

En realidad, lo que de verdad hace daño a un niño es crecer con la idea de que todos sus deseos van a ser satisfechos de un modo mágico e inmediato, porque eso es algo que no va a suceder siempre. Así, los adultos que padecen esa necesidad de gratificación inmediata son personas con grandes posibilidades de sufrir diversos desarreglos emocionales, que van desde la depresión a la ira continua y descontrolada. Estas personas tienen una capacidad de frustración muy grande, así como un bajo umbral de resistencia frente a los conflictos. Cuando algo no sale exactamente como ellos desearían, y en el momento exacto en que lo exigen, se enfurecen o se deprimen sin remedio.

La vida no siempre nos da todo lo que deseamos. Ni en la medida, ni en la cantidad ni en el momento en que lo deseamos, y entender esto es una de las claves más importantes para poder alcanzar algo de paz interior. Por supuesto, la insatisfacción, así como el deseo de cumplir nuestros sueños, son algunos de los motores fundamentales del ser humano, y en su justa medida, son energías positivas. Pero también debemos aprender a aceptar que existen límites, y que estar enfadados con el mundo porque no es como a nosotros nos gustaría, es algo que no nos conduce por el camino de la felicidad.

Afortunadamente, junto a estos pequeños consejos, contamos con la ayuda de remedios como la homeopatía, que nos puede auxiliar en el manejo de nuestra ira, comprendiendo sus causas y sanándola de un modo suave y paulatino.

Remedios homeopáticos para la ira

Bryonia

Este medicamento es apropiado para la persona muy susceptible. Se enfada con facilidad en contacto con los demás y por eso busca la soledad, para evitar cualquier forma de conflicto con aquellos que excitan su ira. Suele sufrir cefaleas y tiene un deseo incontrolable de beber agua.

Causticum

Este es el remedio para las personas pesimistas y desconfiadas, que ven en el futuro una fuente de problemas. Con facilidad se ven envueltos en querellas o disputas de todo tipo. Son militantes de alguna causa política y social, eternamente disgustados con el mundo que les ha tocado vivir. Saben reivindicar lo que creen justo, pero lo hacen desde el rencor y no desde la esperanza, por lo que todos sus deseos se ven abocados al fracaso.

Chamomilla

La persona *Chamomilla* tiene una extremada sensibilidad ante el dolor físico. No soporta que le toquen y puede explotar por causas insignificantes. Cualquier pequeña incomodidad provoca una ira incontenible. Esta persona puede ser muy caprichosa e inestable. Duerme mal y padece dolores de tipo de nervioso, en las muelas, en los oídos o en el vientre. Este es además un buen remedio para tratar los accesos de ira en los niños pequeños o en los jóvenes.

China

Este remedio es útil en los casos extremos de ira. Generalmente se aplica a personas aparentemente apáticas, desanimadas, que viven su existencia con desgana. Cuando se excita su ira, caen en el extremo opuesto, y reaccionan con una violencia extremada. Pueden llegar a desear la muerte de sus rivales.

Hepar Sulphuricum

Junto a *China*, este remedio se aplica a los casos de ira extrema. Estas personas son pendencieras y adorar contradecir a los demás. Son extremadamente sensibles y vulnerables, pero su intolerancia les provoca una gran cantidad de odio. Cuando se ven amenazados, sea de un modo real o imaginario, reaccionan de modo inmediato. A diferencia de *China*, este remedio no es apático, sino vulnerable.

Mercurius

La ira de *Mercurius* surge a partir de su eterna desconfianza hacia los demás. Estas personas tienen mala memoria y una cierta dificultad para coordinarse. La falta de ética y su permanente mal humor les hacen caer en permanentes problemas con los otros. Suelen ser personas aburridas de la vida, que hacen daño a los demás cuando desearían hacérselo a sí mismos. Es el típico remedio para aquellos que viven su vida con amargura y resentimiento, pues ven que están perdiendo facultades con la edad.

Moschus

Este es el remedio más importante para tratar los ataques de histeria. La persona afectada cambia de carácter de modo rápido y sorprendente, pudiendo pasar de la risa al enfado con gran facilidad. Suele sufrir problemas en la garganta, con la sensación de tener una bola que impide tragar. Le falta el aire y padece ataques de asma provocados por la cantidad de ira acumulada. El enfado le impide respirar, y en los momentos más críticos, puede sufrir desmayos o pequeñas convulsiones.

Nux vomica

Este remedio es apropiado para las personas que buscan la soledad por causa de su enfado. No saben perdonar y viven inmersos en el rencor. No tolera que le contradigan y pretende dirigir a los demás. Les incomodan mucho las preguntas. Son personas que padecen por celos, y continuamente están anticipando todas las cosas malas que les van a suceder. Empeoran de sus síntomas por la mañana, tras una larga noche de insomnio, y abusando del café y del tabaco. Su estado de tensión repercute en el estómago y los intestinos. En la mujer, estos problemas se agravan durante la menstruación.

Tarentula hispanica

La ira asociada a *Tarentula hispanica* es bastante rabiosa y violenta. Esta persona no soporta ser tocada ni le gusta que la contradigan, por lo que puede reaccionar de un modo agresivo con cierta facilidad. Es típico de este remedio el deseo incontenible de golpear o pinchar a sus adversarios.

Staphysagria

El remedio *Staphysagria* es apropiado para aquellos que arrojan objetos cuando están furiosos. Son personas que se sienten ofendidas con demasiada facilidad, pensando que todo lo que escuchan de los demás no es sino un insulto personal. Suelen comportarse con timidez ante el sexo opuesto, pero son especialmente duros con los de su propio género. Su mente es muy obtusa.

Complementando el tratamiento

El tratamiento homeopático de la ira y el enfado puede contar con la ayuda de algunas normas de conducta apropiadas:

- Aprende a identificar los accesos de ira, y cuando éstos surjan, párate y respira. Toma plena conciencia de tu cuerpo, de su posición, qué músculos están tensos y cuáles no. Tómate el pulso en la muñeca o en la arteria carótida, y respira despacio. Cierra los ojos un instante e imagina que eres un árbol cuyas raíces, a través de tus pies, se hunden en lo profundo de la tierra. Libera la tensión hacia la tierra, deja que ella lo absorba todo y sigue respirando lenta y profundamente. Pídele a tu corazón que se relaje, y siente cómo se relaja mientras te tomas el pulso.

- Si estás acumulando mucha tensión, sea por causas laborales o por conflictos sentimentales o laborales, descárgala por medio del deporte, dando largos paseos o cantando en la ducha, pero nunca la descargues sobre otras personas. Si tienes un problema con alguien, busca un momento de calma y háblalo con la mayor serenidad posible. No guardes sentimientos negativos durante mucho tiempo en tu interior. Arrojar nuestra ira sobre los demás, aunque sean los causantes de ese sentimiento, sólo sirve para que los otros se pongan a la defensiva o para provocar su enfado, pero no soluciona los problemas.

- Cuando es una persona concreta quien provoca tu enfado, párate y piensa, con la mayor honestidad posible, hasta qué punto es responsable de lo que pasa y hasta qué punto estás proyectando en él o ella tus propias frustraciones. Mucha gente puede intentar hacernos daño, pero en algunas ocasiones somos nosotros quienes les facilitamos el trabajo.

- En vez de alimentar sentimientos como el odio o la envidia, procura cultivar emociones más positivas hacia tus semejantes. Aprende a alegrarte de los éxitos ajenos, y envía tus mejores pensamientos a aquellos que antes excitaban tus iras. Notarás los resultados en tu propia vida.

- Si la ira procede de otra persona y tú eres la víctima, lo mejor que puedes hacer es no seguirle el juego. Si te ofende o intenta agredirte, ponte fuera de su alcance. Sobre todo cuando se trata de una conducta repetida, cuando hay amenazas y corres un riesgo real, piensa en tu propia seguridad por encima de todo. Si una persona se deja llevar por la ira hasta el punto de perder el control de sus actos, tú no vas a poder cambiarle. Lo mejor en estos casos es alejarte y buscar ayuda.

El miedo

El miedo es una de esas emociones generalmente mal comprendidas. De hecho, muchas veces pensamos que el miedo es algo negativo, que sólo existe para hacernos sufrir. Pero en realidad, el miedo es una respuesta natural de nuestro cuerpo, totalmente necesaria para nuestra supervivencia.

Así, cuando sentimos que un peligro nos acecha, sea éste real o imaginario, toda una serie de recursos orgánicos se ponen en marcha para alertarnos y hacer frente a la amenaza. De la magnitud de ésta y de nuestras cualidades físicas y mentales dependerá la respuesta que ofrezcamos. Esta respuesta suele oscilar entre dos extremos: enfrentarnos a la causa del peligro o bien huir de él.

Gracias al conjunto de reacciones fisiológicas que provoca el miedo, sea cual sea la decisión que tomemos en esos instantes de temor, nuestro cuerpo estará completamente dispuesto a dar lo mejor de sí en nuestro provecho.

Por todo ello, el miedo es un recurso muy valioso, que nos ayuda a enfrentarnos a los peligros, un recurso que hemos desarrollado a lo largo de nuestra larga historia evolutiva y que nos ha permitido sobrevivir como especie.

Evidentemente, no todos los miedos están justificados, es decir, que aquello que percibimos como una amenaza potencial, el atracador que se esconde en un rincón mal iluminado, puede no ser más que una sombra. Y no todos los miedos tienen esa cualidad salvadora ante el peligro.

Muchas personas viven atemorizadas por sucesos traumáticos que han ocurrido en algún momento de sus vidas, y a partir de entonces tienden a padecer lo que podríamos denominar "miedo al miedo", es decir, un rechazo de las emociones negativas que en algún momento experimentaron y que temen volver a padecer.

Si estamos en esa situación, tenemos que ser conscientes en primer lugar que lo único que logramos con esa actitud temerosa es conceder al miedo todo el poder sobre nuestra existencia, es decir, que ya no somos nosotros, sino él, quien está al mando. Y por otro lado, hay que tener muy claro que por regla general las cosas no son nunca como nos imaginamos. Cuando nos atrevemos a dar un paso al frente y enfrentar aquello que tememos, generalmente no podemos dejar de pensar aquello de que "no era para tanto".

Muchas veces, el miedo es un sentimiento inconcreto, causado por alguna causa difusa y no siempre bien definida en nuestro interior. Por ejemplo, quien tiene miedo al futuro, al sufrimiento, o a la muete, quizá no está preocupado por algo concreto que va a suceder, sino que padece en su imaginación por causa de sentimientos no bien aclarados. En esos casos, el miedo puede ser más difícil de vencer, pues no hay una dirección específica hacia la que dar el paso adelante del valiente.

Pero si este es nuestro caso, sí debemos reflexionar acerca de por qué tenemos tan poca fe en la vida. Si hemos llegado hasta el momento presente, y estamos vivos y con posibilidades de seguir adelante ¿por qué no ha de ser mejor lo que nos espera? Nuestra vida no está escrita en ninguna parte, la construimos nosotros con nuestros actos y nuestros pensamientos de cada día.

Para completar esta exposición, queremos aclarar dos casos específicos dentro del capítulo genérico del miedo, como son la fobia y el pánico, dos aspectos que nos ayudarán a comprender mejor la complejidad de este sentimiento humano.

La fobia es la forma básica del miedo, la que todos podemos identificar con más facilidad. Es un miedo intenso e irracional a algo concreto, como por ejemplo, los espacios cerrados o abiertos, las ratas o las arañas, la oscuridad, tener que hablar en público, etc. Aunque quien lo padece reconoce la irracionalidad de su temor, es incapaz de detenerlo y suele evitar aquello que lo desencadena.

De este modo, la persona que sufre de fobia social, es decir, a hablar, escribir, comer o beber en presencia de otros, huye de todas aquellas ocasiones en las que su temor pueda quedar expuesto a los demás. Esta persona evitará acudir a fiestas o reuniones sociales, o quizá deje escapar algunas oportunidades profesionales por su miedo a hablar en público.

Las fobias pueden ser simples, en otras palabras, a un agente concreto como por ejemplo viajar en avión; pueden tener una dimensión social, como acaba de explicarse; o pueden estar asociadas a las aglomeraciones o a los espacios cerrados, por poner los ejemplos más comunes.

La crisis de pánico, por su parte, es un episodio de ansiedad extrema e intolerable que suele presentarse de un modo inesperado, brusco y muy breve. La persona que padece un ataque de pánico reacciona ante un hecho externo que desencadena una serie de respuestas orgánicas. El agente causante no suele ser excesivamente grave, por ejemplo un mareo en un lugar público, y de hecho puede ser incluso banal para otras personas, pero a algunos les provoca una reacción extremada.

Los episodios de pánico provocan terror, mareos, sudoración, temblores, escalofríos en todo el cuerpo e incluso una intensa taquicardia. La persona que padece este tipo de situaciones suele vivirlas con auténtica vergüenza, y en muchas ocasiones evita encontrarse en situaciones similares a aquellas en las que sintió el pánico. Así, si sufre una lipotimia en el sillón del dentista (lo que por otra parte es bastante comprensible), intentará no volver al médico, o quizá cambie de consulta.

Este tipo de comportamientos limita de un modo cada vez más evidente la calidad de vida del afectado, impidiéndole realizar determinados actos o acudir a algunos lugares.

La Homeopatía nos ofrece un amplio repertorio de remedios para el tratamiento de los diferentes tipos de miedos, y es éste un campo de acción en el que su eficacia es bastante grande, como hemos podido comprobar.

Remedios homeopáticos para el miedo

Aconitum

Este remedio es muy apropiado para aquellas personas que tienen un intenso miedo a la muerte, sobre todo después de haber sufrido algún accidente o shock. Los síntomas de este temor surgen de un modo repentino, con ansiedad y sed intensa. A veces, estas personas tienen miedo de las multitudes, o de caminar por calles muy concurridas, y se ven invadidas por repentinos ataques de pánico. Precisamente es el temor a que estos ataques se repitan lo que les impide salir de casa y les hace evitar las aglomeraciones.

Argentum nitricum

Aquí hay un gran miedo a las alturas, que provoca un enorme temor de asomarse a las ventanas, a los balcones o al borde de una azotea o precipicio. Este miedo suele venir unido a una intensa atracción por el vacío, e incluso se alimenta de ideas suicidas, que afloran rápidamente y son rechazadas de inmediato. El temor a caer, o a dejarse caer, suele originar otros miedos, como el pánico a volar o el miedo a perder el control en cualquier circunstancia. Estas personas suelen padecer de vértigo, son hiperactivas y olvidadizas.

Arsenicum album

El remedio *Arsenicum album* es eficaz para la persona que se agita mucho, hasta el punto de acabar agotada físicamente. Necesita compañía, pero cuando la tiene, la rechaza. Sus temores se centran en la enfermedad, hasta el punto de creer que va a morir pronto por causa de sus males, y que esa muerte se producirá en soledad y abandono. Incluso puede tener miedo a cometer suicidio en un momento de enajenación. Teme emprender cualquier asunto, pero cuando se le pregunta por el agente que provoca su miedo, no sabe dar una respuesta coherente, ya que lo ignora. En algunos casos, estos temores han surgido tras un robo, y es común que estas personas tomen todas las precauciones posibles para evitar otro suceso similar, actuando de un modo meticuloso y obsesivo.

Belladona

Una característica fundamental del remedio *Belladona* es el temor a los animales, en especial a los perros, así como a cosas imaginarias. Cuando una persona está bajo los efectos de esta clase de miedo, se ruboriza, adquiriendo su piel un color brillante, y sus ojos un tono vidrioso. Generalmente existe un gran enfado como consecuencia del miedo, como si el individuo se avergonzara de sí mismo y de su debilidad. Este es un remedio femenino, más útil para las personas jóvenes que para las mayores.

Causticum

El remedio *Causticum* se suele aplicar a las personas de cierta edad, pero puede ser útil también en algunos jóvenes. En general, es adecuado para aquellos que tienen un gran temor por algo que imaginan que les va a suceder, sin importarles que sus temores sean infundados. Su pesimismo y desesperación les hacen tener poca confianza en el futuro. Se asustan con mucha facilidad y tienen un gran miedo a la muerte, así como a los ruidos intensos.

Lachesis

Esta persona tiene miedo al mundo paranormal, a fantasmas o a los muertos. Piensa que puede estar sujeta a influencias muy poderosas, en especial a hechizos o conjuros, y tiene un intenso terror a este tipo de acciones. Piensa que hay personas que le quieren hacer daño, envenenarla o incluso matarla. Uno de sus mayores temores es a contagiarse de alguna enfermedad infecciosa. Tiene pensamientos lascivos, pero se priva de hacerlos realidad por temor.

Mancinella

La persona que necesita el remedio *Mancinella* tiene terror a cometer actos de locura, a perder la cabeza y hacer algo de lo que luego se pueda arrepentir. Estas personas sienten que hay algo muy negativo dentro de ellos, una parte demoníaca y oscura que está fuera de control y que puede dominarles en cualquier momento. El terror a su parte oscura les paraliza en muchos momentos.

Phosphorus

Los miedos de *Phosphorus* son los comunes a todas las personas demasiado impresionables. Estos individuos no soportan dormir a oscuras ni estar solos, sufren por pesadillas y por todo aquello que imaginan. Las películas de terror y los relatos de miedo les provocan un efecto muy negativo. Si escuchan noticias sobre alguna enfermedad, piensan que ellos serán los próximos en verse afectados, y si contemplan en televisión alguna catástrofe en algún lugar remoto, creen que a ellos les sucederá lo mismo. Tienen miedo a que les suceda un infortunio, por poco probable que éste sea en realidad. Una característica inconfundible de este remedio, es que la persona se aterroriza en las tormentas, al ver el reflejo de los rayos o al escuchar el sonido de los truenos.

Psorinum

Las personas que necesitan el remedio *Psorinum* suelen ser individuos deprimidos, que ven el mundo desde una perspectiva pesimista. Su principal característica, en lo que al miedo se refiere, es su temor al fracaso y a la pobreza. Cuando inician un negocio, piensan que les irá mal, que se arruinarán. El miedo al fracaso les impide salir de la cama por la mañana.

Pulsatilla

Pulsatilla es un remedio muy enfocado a las mujeres. En el caso de los trastornos causados por el miedo, se aplica a mujeres jóvenes, que tienen un gran temor a la soledad. Sufren al pensar en la vejez o el abandono, y sólo se calman en compañía de la gente que quieren. Son personas tímidas y dulces, que temen todo lo nuevo, y sobre todo a los hombres desconocidos o con una presencia marcadamente masculina. Sus miedos se agravan por la noche, en la oscuridad, donde pueden sentir la presencia de fantasmas o presencias extrañas.

Stramonium

El estramonio homeopático es un remedio eficaz para los casos en que el terror se adueña del individuo. El sentimiento que le invade es que su propia supervivencia está bajo una severa amenaza. Puede sufrir episodios espasmódicos, agitación o locuacidad incontrolable. Teme ser injuriado o herido físicamente, y huye de la oscuridad y la soledad. Estas personas pueden sentir un gran temor al agua, que en algunos casos les impide cualquier contacto con este elemento. Hay dificultad para tragar líquidos, debido a este mismo temor.

Complementando el tratamiento

El tratamiento homeopático de los miedos puede contar con la ayuda de algunas normas de conducta apropiadas:

- En el caso de que padezcamos alguna fobia incapacitante, es importante recabar la ayuda de un psicólogo. Existen técnicas, como por ejemplo la desensibilización sistemática, que nos permiten acercarnos poco a poco a la fuente del miedo, comprender que no hay motivo para el nerviosismo, y aprender así a manejar nuestros sentimientos con más pericia.
- Muchos temores se solucionan enfrentándose a aquello que los origina. Todos sabemos por experiencia que lo que imaginamos bajo este estado de miedo es siempre mucho peor que lo que la realidad nos ofrece. Así, el viejo adagio sigue teniendo validez: "si te da miedo, hazlo". Eso sí, tomando las precauciones que nos aconseje el sentido común.
- Acepta el miedo, reconócelo y habla con él. Pregúntale cómo ha surgido, qué oculta, que puedes hacer por él. El miedo es una emoción más, de hecho, es un amigo que nos ayuda en muchos momentos. Pero junto a él tenemos el poder de nuestra mente racional, y tenemos muchos recursos a nuestro alrededor. No le des al miedo un poder que sólo a ti te corresponde.
- En los ataques de pánico, respira, pon en marcha técnicas sencillas de relajación, y sobre todo, no te avergüences. Nadie es invulnerable. Lo que a ti te sucede en ese momento le puede pasar a cualquiera. Confía en que todo irá bien y acepta la ayuda de los demás.

La obsesión y las adicciones

La obsesión es un estado mental que se manifiesta por medio de pensamientos persistentes, actos repetitivos o deseos irrefrenables que ocupan el tiempo y las energías de la persona, hasta el punto de convertirse en un auténtico problema para su bienestar y para la convivencia con sus seres queridos.

Aunque la diferencia no es a veces muy evidente, hay que establecer una distinción entre las pequeñas manías y las obsesiones. Todos los seres humanos tenemos costumbres o manías que forman parte de nuestra vida y que nos aportan un cierto sentimiento de seguridad o de tranquilidad. Colocar nuestros objetos personales de una determinada manera o en lugares específicos, hacer determinados actos o comprobaciones de manera rutinaria, son actos banales que carecen de importancia, pero que nos ayudan a sentir que hay un orden en todo lo que nos rodea.

Pero cuando las manías dejan de ser algo normal y empiezan a adentrarse en el terreno de lo patológico, empezamos a pisar un terreno más resbaladizo y complejo. ¿Cuándo podemos decir que alguien muestra un comportamiento obsesivo? Básicamente cuando la manía o costumbre comienza a ser dañina para nuestra vida o nuestras relaciones personales, cuando ocupa demasiado tiempo o demasiadas energías, cuando provoca sufrimiento, y sobre todo, cuando somos incapaces de prescindir de ella, hasta el punto de sufrir ataques de ira o de pánico ante su supresión.

Por ejemplo, hay muchas personas que tienen una gran preocupación por el orden y la limpieza de su hogar. En principio, este puede ser un rasgo de personalidad bastante positivo, pues al fin y al cabo, el orden y la higiene son fundamentales para tener una óptima calidad de vida. Pero cuando alguien llega al extremo de sufrir hasta lo indecible por una mota de polvo sobre la mesa, o por un libro fuera de sitio, sin duda es que tiene un problema de obsesión.

Por citar otro ejemplo en el ámbito mental, podemos decir que hay determinados pensamientos negativos que aparecen en nuestra conciencia de un modo más o menos habitual. Por ejemplo, el temor a caer enfermos, o a la muerte de un ser querido. Pero cuando esos pensamientos se convierten en algo habitual, y sobre todo cuando no somos capaces de sacarlos de nuestra cabeza, es cuando estamos bordeando el precipicio de la obsesión.

Los síntomas de esta obsesión mental son el insomnio, el pensamiento circular que siempre arriba a las mismas conclusiones, la necesidad de hablar constantemente del mismo tema y de llevar todas las conversaciones hacia esa cuestión, aunque en su origen no tengan nada que ver, etc.

Es evidente que este tipo de problemas causan graves trastornos en las relaciones personales, pues antes o después, todos tendemos a alejarnos de esas personas que sólo hablan de un tema y que parecen estar siempre pensando en lo mismo, sea lo que sea.

Pero la obsesión no es algo que surja por azar, sino que tiene unas causas muy concretas. En el fondo de estos comportamientos extremados, lo que existe es un estado de ansiedad o de depresión no reconocido, que hace sufrir a la persona, pero que no se manifiesta de un modo directo.

De este modo, los comportamientos obsesivos no son otra cosa que un mecanismo de protección frente a la ansiedad o la depresión, una forma de distraer sentimientos que se perciben como potencialmente dañinos. La mente del obsesivo funciona, sin darse cuenta, bajo estas premisas: "mientras esté ocupado/a ordenando mi casa o limpiándolo todo una y otra vez, estaré evitando que surja aquello que temo en mi interior".

La persona obsesiva busca llenar el tiempo, ocupar la mente y el cuerpo en un comportamiento banal que permita mantener a raya las pulsiones internas que amenazan con subir a la superficie. Pero como suele suceder, el miedo suele ser más dañino que aquello que lo provoca, y si emergiera la ansiedad o la depresión que está en el fondo del obsesivo, seguramente no sería tan peligrosa ni tan agotadora como los comportamientos que intentan evitarla.

Una de las formas que adopta la obsesión es el amplio terreno de las adicciones. Éstas pueden tener diversas manifestaciones, pero suelen tener como base la necesidad de apagar los tormentos de una vida interior a la que tenemos miedo de asomarnos.

En la actualidad, a las adicciones ya conocidas como la drogodependencia o el alcoholismo, hay que sumar nuevas formas de dependencia. Así por ejemplo, existe la adicción a la comida (bulimia), los enganches de tipo emocional en el seno de la pareja, la adicción al trabajo, al ejercicio físico (vigorexia), a la televisión, al juego (ludopatía), e incluso la adicción a Internet o a los teléfonos celulares.

Realmente, las nuevas formas de adicción no están relacionas con nuevas patologías en el seno de la mente humana, sino que son simples adaptaciones a los tiempos que vivimos y a todo lo que éstos conllevan. A medida que las exigencias y los modelos sociales varían, los síntomas adictivos y las propias patologías psíquicas o emocionales van variando. Así, a principios del siglo pasado existió una enfermedad mental conocida como "histeria", exclusiva del sexo femenino y que se ha relacionado con las frustraciones de muchas mujeres que deseaban liberarse de las convenciones sociales sin éxito. En la actualidad, uno de los males que más acechan a la mujer es la anorexia-bulimia, el rechazo a la comida y la búsqueda ansiosa de ésta. Esta enfermedad de nuestro tiempo, verdadero comportamiento adictivo, aprovecha la existencia de unos determinados patrones de belleza a los que muchas mujeres intentan acercarse sin darse cuenta de que con ello ponen en peligro su salud. En el origen de este mal no vive un deseo de "estar guapa", sino una huida de sentimientos interiores provocados por la baja autoestima y el deseo irrefrenable de calmarlos por medio de la comida o mediante el rechazo de ésta.

Por fortuna, la homeopatía es especialmente útil en el tratamiento de todos los estados obsesivos y las adicciones. En ambos casos, es importante contar con la ayuda profesional adecuada, convirtiéndose el tratamiento homeopático en un valioso apoyo.

Remedios homeopáticos para la obsesión
Argentum nitricum
El nitrato de plata homeopático refleja a una persona ansiosa, hiperactiva. Su impaciencia es muy grande. Parece como si el tiempo nunca le alcanzara para hacer todo lo que desea. Suele olvidar lo que iba a hacer, pero siempre tiene la necesidad de estar haciendo algo, quizás para ocultar sus muchos temores inconscientes.

Arsenicum album
Este remedio es útil para las personas extremadamente meticulosas. Cuidan cada detalle hasta la manía. Son personas ordenadas, avariciosas y pulcras, que visten con elegancia y cierta ampulosidad. Sus vestimentas están impolutas y perfectamente planchadas. Generalmente, estas manías les sirven para acallar la ansiedad que sufren en su interior. Son personas que sienten terror ante la muerte y alternan períodos de excitación y con otros de depresión.

Calcarea carbonica

Calcarea carbonica es un buen remedio para las personas inteligentes, pero excesivamente preocupadas por todo. Son seres ordenados, metódicos, que dosifican muy bien todo lo que hacen. Padecen una gran ansiedad y son muy miedosas. Se desaniman con facilidad ante cualquier problema, pues quieren que todo salga como ellos desean.

Causticum

La persona *Causticum* se siente tratada de manera injusta. Se preocupa mucho por lo que sucede a su alrededor, por los problemas sociales, y continuamente lamenta que las leyes o los tribunales no sean más equitativos. Desconfía del porvenir y se ve envuelta en todo tipo de querellas y disputas. Le gustaría que el mundo funcionara mejor, pero en vez de luchar por cambiarlo, se lamenta y culpa a los demás de los problemas.

Drosera

Este remedio es el de aquellos que están obsesionados por dominar a los demás, por controlar su vida, especialmente si se trata de sus familiares o seres queridos. En realidad, son personas que se sienten atrapadas en una forma de existencia que no desean, pero en vez de intentar cambiarla, quieren que los demás sufran las mismas limitaciones que ellos creen padecer. En el fondo de su corazón, tienen miedo de que los demás sean más libres o más felices que ellos, pues eso les coloca frente al espejo de su propia desesperación.

Hyoscyamus

El remedio *Hyoscyamus* es apropiado para aquellos que viven obsesionados por el sexo. Generalmente son personas excitables, que cambian con facilidad su estado de ánimo. Tienen deseos exhibicionistas y les cuesta mucho satisfacer sus ansias eróticas. En algunos casos pueden caer en la adicción erótica, aunque cuando no ven cumplidos todos sus deseos pueden reaccionar con arrebatos de celos.

Ignatia

Este es un remedio básicamente femenino, y es útil para aquellas mujeres que viven obsesionadas por una pena sentimental. Son personas sensibles, que lloran de manera inconsolable y padecen una gran ansiedad con sentimientos de culpa. Piensan mucho en sus penas, pero las sufren en soledad.

Lachesis

Se aplica este remedio a aquellas personas que están obsesionadas por los celos. Sufren una gran desconfianza hacia sus seres queridos, y caen con facilidad en la perversión o el rencor. Tienen muchas manías de tipo religioso o sobrenatural y cuando están en el estado agudo, hablan de manera incontrolada.

Nux vomica

La persona *Nux vomica* padece una gran cantidad de ira y enfado dentro de sí. Su rencor no tiene límites, y a veces lo calma por medio del trabajo. Son personas mandonas, que no toleran la contradicción. Su concepto del orden y la disciplina es muy estricto. Es muy escrupulosa y no tolera ruidos, ni olores, ni luces fuertes. Esta persona se emociona fácilmente con la música.

Platina

Este remedio es útil para aquellas mujeres que están obsesionadas con su propio ego. Suelen ser orgullosas y sólo quieren obtener un beneficio para sí. Su humor es cambiante y sus maneras, altaneras. Desprecian a otras personas y todo aquello que no se refiera a ellas, carece de importancia para su mente.

Silicea

La persona *Silicea* está obsesionada con determinadas ideas o imágenes en las que se ve haciendo el ridículo o cometiendo graves fallos. Es una persona inteligente, pero demasiado tímida para destacar en sociedad. Es muy sensible y tiene un miedo exagerado a cometer errores. Generalmente, son personas que han vivido separaciones en el ámbito familiar y han sufrido mucho en silencio.

Sulphur

Es otro remedio para tratar las ideas fijas o las obsesiones mentales. Es apropiado para personas brillantes, pero que tienden a presumir mucho de lo que saben. A diferencia de *Silicea*, la persona *Sulphur* está muy orgullosa de sí misma. Sus pensamientos suelen ser cíclicos, envueltos en un círculo vicioso. Tienen ideas religiosas o morales muy rígidas, y generalmente son brillantes en sus contactos con los demás.

Thuya

Las ideas obsesivas de *Thuya* se refieren a su propia sensibilidad. Siente que se puede romper en cualquier momento, y puede notar también la presencia de seres inmateriales que le acompañan. En algunas ocasiones, se jactará de tener poderes sobrenaturales.

Remedios homeopáticos para las adicciones

Avena sativa

Este remedio es muy eficaz para tratar a aquellas personas que se encuentran agotadas tras una larga etapa de consumo de drogas. Suelen tener los nervios destrozados, y presentan una gran debilidad física y marcada delgadez. Puede ser muy útil para el tratamiento de aquellos que están en tiempo de rehabilitación tras el consumo de opiáceos. También para quienes han dejado de fumar recientemente y necesitan limpiar su cuerpo de las toxinas acumuladas.

Cannabis indica

La preparación homeopática del cáñamo es muy eficaz en el tratamiento de las personas afectadas por el consumo inmoderado de marihuana y hachís. Estas personas tienen dificultades para concentrarse y trabajar. El tiempo pasa muy despacio para ellos. Cuando están bajo los efectos de la droga, se ríen de modo exagerado y sin motivo aparente. Su cara presenta una expresión perdida o completamente necia.

Capsicum

Este remedio es útil para los casos en que se está produciendo una liberación del hábito alcohólico. La persona *Capsicum* suele vivir en el pasado, y recurre a la bebida para calmar su depresión. Su humor es caprichoso y tiende a la pereza.

Medorrhinum

Medorrhinum es útil para aquellas personas que buscan ansiosamente tener experiencias nuevas. Son individuos que viven la noche. Cansados de una vida que les parece monótona, son impacientes y desean que el tiempo pase más deprisa para ellos. Constantemente están anticipando lo que va a suceder, y pueden ser asiduos consumidores de drogas recreativas. Su memoria se resiente con facilidad, y pueden olvidar con facilidad hechos muy recientes.

Nux moschata

La persona *Nux moschata* suele estar desorientada por el consumo de drogas. Son seres que viven en estado de confusión. Pueden sentir una gran somnolencia a pleno día, y también son propensos a sufrir accidentes causados por episodios repentinos de narcolepsia. En algunos casos, tendrán alucinaciones o sueños en pleno día, así como algunos problemas digestivos.

Nux vomica

Este es el remedio para aquellos que recurren al alcohol para calmar su soledad. Suelen ser personas que rechazan la compañía, pero al mismo tiempo la necesitan más de lo que creen. Cuando están bajo los efectos del alcohol, pueden comportarse de un modo agresivo, dando órdenes y molestándose cuando les contradicen. A diferencia de *Capsicum*, que se deprime y vive en el pasado, esta persona se enfada con facilidad y tiene problemas con sus semejantes. *Nux vomica* es también un excelente remedio para los adictos al trabajo.

Opium

El opio homeopático es un remedio muy importante en el tratamiento de las toxicomanías derivadas del consumo de la heroína y sustancias afines. La persona *Opium* presenta una gran indiferencia a todo lo que le rodea. Cuando está bajo los efectos de la droga, entra en un estado semicomatoso, en el que hay una ausencia casi completa de dolor. Este estado alterna con delirios violentos, acompañados de gran locuacidad, convulsiones y problemas intestinales. Estas personas viven separadas de su familia, al margen de la sociedad, y creen que pueden evitar sus conflictos huyendo de ellos. En realidad, sólo logran agravarlos, y representan una fuente de sufrimiento para sus seres queridos además de para sí mismos.

Sulphur
Las personas *Sulphur*, si caen en la droga, seguramente lo harán como un ejercicio intelectual, más que como una forma de huir de los problemas. Para ellos es un reto investigar los estados alterados de conciencia, y son, por lo general, personas de carácter filosófico e ideas fijas. Les cuesta ejecutar sus planes, pero cuando lo hacen, necesitan hablar a todos de sus fabulosas experiencias psicodélicas, escribir artículos o editar libros. Suelen ser personas optimistas, pero bajo el efecto de la droga se vuelven irritables, criticones o tristes.

Tuberculinum
Es apropiado para personas de humor cambiante. Su ánimo es irritable y tienen un miedo exagerado a los perros. No pueden estar mucho tiempo en el mismo sitio y tienen fantasías de viaje. Estas personas pueden caer en las drogas como una forma de alternar con aquellas culturas tradicionales que las emplean de forma habitual, o bien para buscar soluciones místicas para sus problemas. Suelen ser individuos delgados y de hábitos intelectuales.

Complementando el tratamiento

Existen diversas estrategias de conducta que podemos seguir para complementar y reforzar el tratamiento homeopático de las obsesiones y las adicciones. Entre ellas podemos sugerir las siguientes:

- Las obsesiones son patrones de conducta que pretenden esconder algún tipo de tensión interior, por lo tanto, el primer paso para liberarse de ellas consiste en analizar, con sinceridad, qué elementos percibimos como potencialmente desestabilizadores en nuestra vida y por qué no somos capaces de afrontarlos. El propio tratamiento homeopático sacará a la luz todos estos sentimientos, así que no será difícil identificarlos.
- Las técnicas de relajación y respiración permiten calmar la ansiedad que se provoca al suprimir las conductas obsesivas. Las tareas creativas, especialmente si se trata de trabajos manuales o que involucran a todo el cuerpo, ayudan también en este sentido.
- En materia de adicciones, la primera norma a la hora de poder liberarse de ellas es tener la clara conciencia de que queremos abandonarlas, sentimiento que seguramente surgirá en cuanto empecemos

a notar los efectos adversos que producen en nuestra salud o en nuestras relaciones personales. Sin un firme deseo de la voluntad, es imposible lograr ningún resultado, y aún con esa intención será difícil.

- Por supuesto, en determinados casos de adicción, será preciso contar con el apoyo de profesionales de la salud que nos ayuden a abandonar el hábito. No temas pedir ayuda.

El orgullo

Existe, en el desarrollo de la personalidad, una limitación que todos conocemos, y de la que ya se habló anteriormente, la falta de autoestima. Es ése un estado en el que la persona tiende a minusvalorar sus propias capacidades, pesando que nunca podrá lograr lo que desea, y que no es un ser humano lo suficientemente valioso.

Esta falta de aprecio hacia uno mismo es un escollo muy importante en el que muchos van a naufragar tras un período de fracasos o de problemas en su vida. Por supuesto, una de las claves en cualquier proceso de recuperación tras el trauma o la enfermedad del cuerpo o del alma, es la completa recuperación de la autoestima.

Pero junto a la falta de amor a uno mismo, existe otro peligro que amenaza el rumbo de nuestro desarrollo vital, y este peligroso arrecife lo encontramos si caemos en lo parece (y sólo parece) ser el extremo contrario de la falta de estima: el orgullo.

El orgullo es la vana presunción de que uno es superior a los demás, de que los otros no valen tanto como nosotros, y que por lo tanto estamos en nuestro derecho de humillarles o de ignorarles. La persona orgullosa se sitúa a sí misma sobre un trono que ella misma ha construido para sí, y pretende que los demás le rindan pleitesía como los vasallos a su rey.

El orgullo, junto a la ira y los celos, es uno de los factores que tienden a envenenar cualquier relación humana, pues a nadie le gusta que le traten como un inferior, o que le miren por encima del hombro.

Entendámonos bien, es cierto que existe un grado de orgullo que es positivo y necesario. Si hemos realizado una obra de mérito o si poseemos cualidades valiosas desde el punto de vista moral o intelectual, es normal que sintamos una merecida satisfacción por nuestros logros o nuestras virtudes. Es el orgullo "sano", el que surge de la apreciación de lo que uno ha logrado, de una correcta autoestima, un orgullo que no busca la humillación de los demás.

Pero junto a aquellos que han hecho algo de mérito y que tienen derecho a sentirse orgullosos de sus actos, existen personas que realmente tienen un concepto exagerado de sí mismos. Este concepto quizá no se corresponde con sus auténticas virtudes, o incluso viene dado por factores que escapan completamente a su control, como un apellido ilustre o una herencia sustanciosa.

Dijimos anteriormente que el orgullo es sólo aparentemente lo opuesto de la baja autoestima, y es importante resaltar este matiz. Realmente, la persona que exhibe su orgullo de un modo desmesurado, que se jacta con exceso de lo que posee o de sus pretendidos méritos, no goza de una autoestima tan elevada como parece, sino todo lo contrario.

Cuenta un refrán español que "dime de lo que presumes y te diré de lo que careces", y realmente hay una gran verdad encerrada en estas simples palabras.

Quien siente el deseo de ponerse por encima de los demás, de presumir de algo que quizá no es real, o al menos no es fruto de sus méritos, no es más que una persona que sufre una baja autoestima distorsionada. Exagera, porque en el fondo sabe que no tiene razón ni en las formas ni el fondo de sus pretensiones. Al menos, el tímido reconoce su mal, está más cerca de sus sentimientos reales. Pero el orgulloso proyecta sus sentimientos en los demás, sin darse cuenta de que los otros son sólo el espejo en el que ve reflejados sus miedos y su sentimiento de inferioridad.

Dondequiera que hay una persona presuntuosa, hay un individuo acomplejado que se viste con el caro ropaje del orgullo, pero que esconde bajo la apariencia mucha miseria y autocompasión.

Uno de los problemas más importantes que se derivan del orgullo es la incapacidad de soportar las críticas o las apreciaciones de los demás. La crítica, en su justa medida, es un elemento que puede ser positivo para nuestra vida, ya que nos fuerza a ver el mundo desde otra perspectiva. Si alguien, de buena fe y con ánimo constructivo, nos indica que estamos haciendo algo incorrectamente, o que nuestra actitud hacia él o ella no es la deseable, nos está dando una oportunidad de ver las cosas desde su punto de vista. Luego tendremos que ser nosotros quienes decidamos si la crítica es fundada o no. Pero al menos hemos tenido una oportunidad de entender que existen opciones diferentes, sentimientos que no necesariamente han de sintonizar con los nuestros.

La crítica es siempre difícil de manejar, tanto cuando se emite como cuando se recibe. Muchas veces criticamos a los otros simplemente para dar salida a nuestras frustraciones, pero no con un ánimo de mejorar las relaciones personales, o de dar a los demás una perspectiva diferente de la realidad. En esos casos, la crítica es algo que debemos analizar incluso antes de expresarla, pues nos está diciendo qué es lo que va mal dentro de nosotros, qué es lo que no nos gusta de nosotros mismos. Este tipo de crítica es sólo una proyección de nuestras frustraciones internas.

Muchas veces, tras el orgullo desmedido o la crítica despiadada, lo único que estamos ocultando es nuestra incapacidad para reconocer que somos imperfectos, que tenemos que mejorar en muchos aspectos, y que por más alto que queramos poner nuestro trono, quien se sienta en él no es mejor que cualquiera de los que están abajo. Incluso los reyes son hombres como los demás.

La homeopatía cuenta con extraordinarios remedios para tratar el orgullo y para que descubramos qué es lo que estamos escondiendo tras la máscara de la jactancia y la vanidad. Quizá lo que está debajo de esa máscara no nos guste, pero si no lo reconocemos, difícilmente podremos alcanzar la paz y el equilibrio que tanto necesitamos en nuestra vida.

Remedios homeopáticos para el orgullo
Aurum metallicum

La persona *Aurum metallicum* padece una tristeza muy profunda. Generalmente está deprimida por traiciones o infidelidades de las que se siente culpable. Vive inmersa en su dolor y es poco sociable. No sabe perdonar ni perdonarse. En el fondo de su corazón, es más orgulloso de lo que parece a simple vista, y su tristeza no es más que una forma de enmascarar todo el enfado que su orgullo le provoca. Suelen ser personas corpulentas y sanguíneas, que no toleran la contradicción.

Dulcamara

Este es el remedio para el hombre controlador o dominante, que ejerce un poder total sobre su familia y cree que sabe lo que les conviene a todos. Es como el guardián de su casa, y rechaza a todos aquellos que se acercan a sus dominios, pensando que no son dignos de mezclarse con los suyos. Estas personas son inquietas, y pueden caer en la cólera con cierta facilidad.

Lycopodium

Este remedio se aplica de un modo casi exclusivo al orgullo masculino. En concreto, describe a un hombre grandilocuente, altivo y en ocasiones desagradable con los inferiores. Ejerce un férreo control en su hogar, pero en el fondo de su corazón, sufre por una terrible inseguridad. Quizá en su edad juvenil era una persona poderosa, pero en la actualidad se siente envejecido y temeroso, aunque no quiere que nadie se dé cuenta. No tolera la contradicción, y suele levantarse de muy mal humor. Piensa que las personas de su familia no le merecen, y considera que sería mejor que no llevaran su apellido.

Natrum muriaticum

Este es el remedio para las personas heridas por rupturas o antiguos malentendidos. Se sienten traicionados o abandonados. Son seres que no saben o no quieren perdonar, y se encierran en su mundo de odios y antiguas querellas. Suelen ser solitarios y amargados.

Nitricum acidum

El ácido nítrico homeopático es apropiado para las personas pesimistas, que caen con facilidad en la crítica. En el fondo, se creen superiores a los otros, pero como no reciben la pleitesía que esperan, pueden caer en la venganza o en actos hostiles hacia otras personas.

Nux vomica

Esta persona se siente ofendida fácilmente y puede tener deseos de calumniar a sus enemigos. Es un ser al que le cuesta perdonar, y por eso prefiere estar solo. Cuando está en compañía de otros, inmediatamente busca complicaciones con ellos. Necesita estar ocupado y es muy mandón. A diferencia de *Natrum muriaticum*, que es triste, el rencor de *Nux vomica* suele ser activo, y se expresa con facilidad. Su concepto del orden es obsesivo.

Palladium

El paladio, uno de los metales preciosos más caros, proporciona un buen medicamento homeopático para tratar el orgullo. En concreto, este remedio es apropiado para las personas que están muy preocupadas por la opinión ajena. Desean dar buena imagen, y cuidan mucho su aspecto. Son personas sensibles, que sufren porque su trabajo o su nivel de vida son indignos de ellos. Cuando se encuentran con un conocido o reciben una visita, dan largas explicaciones, no solicitadas, acerca de la poca calidad de los vestidos que llevan o de los muebles que poseen en su hogar.

Platina

Este es el remedio más importante para tratar el orgullo, especialmente en mujeres. La mujer *Platina* tiene un ego muy desarrollado. Es vanidosa y frívola, y quiere siempre lo mejor para sí misma, sin importar el precio ni la opinión de los otros. Avasalla a las personas más débiles, y en especial a otras mujeres, a quienes desprecia. En ocasiones puede caer en la insolencia. Tiene algunas manías religiosas y una fuerte imaginación, en la que se ve disfrutando de todos aquellos lujos que cree merecer. Suelen ser mujeres delgadas, con buena presencia, que sufren problemas menstruales o genitales.

Sulphur

El azufre homeopático se aplica a los casos en que la arrogancia intelectual domina a la persona. Sin duda, se trata de un individuo inteligente y brillante, pero suele aprovechar este don para ridiculizar a los demás. Es una persona muy crítica, que censura con vehemencia aquellos actos que no le parecen honestos. Puede ser profundamente egoísta, y quizá oculta bajo su orgullo el temor a no ser tan inteligente ni tan capaz como cree.

Veratrum album

Este remedio es apropiado para aquellos que presumen de poseer un apellido honorable. A menudo se inventan historias sobre su familia y se mueven con dignidad. Son personas orgullosas, pero su orgullo no se basa en su propia valía, y ellos lo saben. Por ese motivo, exageran sus gestos y son insolentes con aquellos que consideran inferiores, como los camareros o el personal de servicio o de limpieza, a quienes humillan.

Complementando el tratamiento

Entre las estrategias de conducta que podemos seguir para complementar y reforzar el tratamiento homeopático del orgullo podemos sugerir las siguientes:

- Aprender el difícil valor de la humildad, empezando por reconocer los propios errores y debilidades y manifestándolos sin rubor a las personas de nuestro entorno. Esto requiere una autoestima muy sana.
- Apreciar el mérito de los demás, valorando lo que hacen los otros y felicitándoles por sus éxitos y sus virtudes. Sobre todo, en nuestro trato con los demás, aprender a decir dos expresiones mágicas: "por favor" y "gracias".
- Intentar ponernos en la piel del otro. Todo el mundo tiene su dignidad y merece ser respetado.
- Observar los núcleos de baja autoestima que provocan el comportamiento altanero. Por ejemplo, si presumo de mis antepasados no estaría de más preguntarme cuál ha sido la calidad de la relación con mis padres y familia. Si pongo mis credenciales académicas por encima de todo, ¿no será acaso que tengo miedo a no ser tan listo como creo?
- Aprender a aceptar la crítica y a valorar qué hay en ella de verdad y qué hay de expresión de los problemas de otro. Escuchar todas las críticas y tomar buena nota. Los demás no siempre tienen razón, pero de vez en cuando, sí.

El shock y la pérdida

El shock un sentimiento agudo de dolor que se produce al sufrir alguna desgracia inesperada. Las causas de shock más frecuentes son los accidentes de cualquier tipo, el ser víctimas de una agresión o la recepción de malas noticias relativas a algún ser querido.

Los efectos del shock sobre el área emocional son inmediatos y bastante evidentes. Ante la sorpresa, y después de un primer sentimiento de incredulidad, sobreviene una tormenta de sentimientos encontrados que incluyen la tristeza más desoladora, el dolor agudo e incluso la ira. Estos sentimientos se manifiestan de un modo evidente en muchas personas, a través de sollozos o de gritos, pero en otras permanecen más interiorizados, lo que no quiere decir que su sufrimiento sea menor, sino que se manifiesta de un modo más sutil.

Ante un choque físico o emocional grave, hay pocas posibilidades de reaccionar de un modo coherente o tranquilo, y por ese motivo es importante recabar de inmediato la ayuda de profesionales médicos o psicológicos que puedan tratar a la persona de un modo correcto. Por ejemplo, si el origen del problema es un accidente, no cabe duda de que el accidentado requerirá en primer lugar la atención médica necesaria, y luego es probable que necesite cuidado psicológico.

Una vez solucionados los problemas más urgentes, el shock tendrá unas consecuencias sobre el ánimo de la persona que pueden ir desde el nacimiento de una depresión que ya estaba latente, episodios de ansiedad aguda, o la aparición de fobias de cualquier tipo. Es importante por tanto sanar el choque emocional desde el primer momento, ya que puede ser una clave para evitar la aparición de estos u otros problemas a corto o medio plazo.

Ciertamente, tras el shock hay consecuencias más o menos graves. Una de las más difíciles de tratar es el sentimiento de pérdida que surge cuando muere alguien de nuestro entorno cercano, un familiar, un amigo, o incluso la pareja. La muerte es, sin lugar a dudas, la gran pérdida, y en torno a ella surgen los sentimientos más desoladores.

Aunque hay personas que sufren estas pérdidas en los primeros años de su vida, generalmente este un fenómeno que se va produciendo de un modo paulatino a medida que maduramos en nuestra existencia. En cierto modo, es como si la propia vida nos fuera enseñando poco a poco que todo es fugaz, y que debemos aceptarlo así, pues si nos aferramos a aquello que se ha ido sólo nos estaremos haciendo daño.

Cuando alguien se va, nuestro mundo interior sufre un grave desmoronamiento. Este sentimiento de que todo se hunde a nuestro alrededor será más o menos intenso en la medida en que la pérdida haya sido más o menos inesperada, o que se perciba como más o menos injusta. Evidentemente, no es lo mismo sufrir la muerte de alguien que ha estado enfermo durante un largo período, y cuyo final se va haciendo más evidente a medida que pasa el tiempo, que la de una persona en plenitud de facultades que perece en un accidente. Y no es lo mismo la pérdida de alguien que ha disfrutado de una vida larga y plena, que la de un joven que apenas empezaba a disfrutar de la existencia. Cuanto más inesperada y más injusta sea la pérdida, más doloroso será el shock y más difícil de sanar.

Porque independientemente del grado de dolor inicial que provocan estos hechos, las secuelas emocionales han de llegar a un fin, y para lograrlo no hay otro remedio que elaborar el duelo. Esta elaboración implica que tendremos que vivir un tiempo de retraimiento y dolor que es totalmente natural, y que no es sino el medio que tienen nuestra mente y nuestro corazón de reajustarse a una nueva realidad en la que algo muy importante ya no estará a nuestro lado.

Algunas personas intentan evitar este dolor de la pérdida por todos los medios posibles, y es comprensible, pues nadie desea sufrir. Así que ante una pérdida reciente, que incluye lo mismo una muerte que un divorcio, algunos recurren a calmantes, somníferos, alcohol u otras drogas legales o ilegales, con la esperanza de que estas sustancias borren el dolor que padecen. Pero no es a través de la huida como podemos pasar la página de la pérdida, sino a través de la aceptación, admitiendo que la pérdida es un hecho definitivo y expresando la tristeza en compañía de nuestros familiares o de los amigos cercanos.

No hay que olvidar que si los seres humanos tenemos la capacidad de sufrir es porque también tenemos la capacidad de gozar. Los extremos de la felicidad y de la desdicha, así como toda la gama de sentimientos que se encuentran entre ellos, forman parte de nuestro rico mundo emocional. Y lo cierto es que no podemos renunciar a una parte sin renunciar a la otra, porque esa insensibilización no es selectiva.

Así que cuando una persona decide amputar una parte de sus sentimientos, debe saber que está renunciando a mucho más de lo que cree. Todos desearíamos no sufrir, pero renunciar a ese sentimiento tiene un coste demasiado alto, un coste que ninguno de nosotros se puede permitir. Si amputamos el dolor, también estamos amputando la capacidad de gozar. Esa es la realidad, nos guste o no.

El duelo que sigue a la pérdida de algo o de alguien es un proceso de adaptación que requiere tiempo, así como cierta dosis de paciencia y de compasión por parte de todos. Lo que se ha perdido ya no está, pero ciertamente sigue vivo de un modo u otro en nuestro interior. Deja de ser algo real y tangible para convertirse en un recuerdo.

Las cicatrices que deja una pérdida se van cerrando poco a poco. Desde el dolor agudo vamos pasando a un estado de aceptación, en el que no olvidamos a la persona perdida o el acontecimiento sufrido, pero al menos conseguimos reajustar nuestra vida a la nueva realidad. Lo que un día fue dolor irreparable, pasa a convertirse en serenidad, en madurez. Nuestra capacidad de gozar sigue viva, y poco a poco despierta y se regenera en contacto con las nuevas personas y las nuevas experiencias que la existencia nos va trayendo.

La homeopatía nos ofrece remedios excelentes para tratar tanto los casos de shock agudo, con remedios que se pueden administrar de inmediato, como para el tratamiento del dolor más prolongado que provocan las pérdidas en nuestra vida.

Remedios homeopáticos para el shock y el sentimiento de pérdida

Aconitum

Este remedio es muy útil en los casos en que se produce ansiedad y miedo debido a algún trauma que haya experimentado la persona. Sus síntomas surgen de manera repentina, sobre todo por la noche, acompañados por sed intensa y palpitaciones en el corazón. Son personas que temen la soledad y sobre todo la oscuridad. Padecen estados agudos de ansiedad y pueden reaccionar con movimientos desordenados acompañados de fiebres. En estos momentos, la persona puede pensar que su muerte está próxima, aunque todo es producto de su ansiedad.

Arnica

El árnica homeopática es apropiada para aquellos casos en los que se han producido heridas o traumatismos físicos importantes. La persona que necesita este remedio suele restar importancia a sus lesiones, aunque es evidente que requieren tratamiento médico. Una vez que se haya convencido al paciente para que reciba la atención adecuada, podemos agilizar su recuperación gracias a este remedio. Al mismo tiempo, le servirá para recapacitar sobre su comportamiento y evitar futuros traumas.

Aurum metallicum

La persona *Aurum metallicum* se siente culpable de algo que ha sucedido en el pasado y que le traumatiza. Por ese motivo vive en medio de continuos reproches. Es poco sociable y no acepta que la contradigan. Estas personas pierden las ganas de vivir y pueden desear el suicidio e incluso intentarlo. La vida es una carga demasiado pesada para ellos. Este es el mejor remedio para aquellos que piensan en quitarse la vida a causa de algún trauma pasado.

Ignatia

Este remedio es muy apropiado para aquellos que han sufrido algún tipo de pérdida sentimental y reaccionan con lloros e hipersensibilidad. Son personas que no hacen otra cosa que pensar en lo que les ha sucedido, y sufren una sensación muy desagradable en la garganta, que les impide tragar. Tienen algunos sentimientos de culpa, y proclaman su dolor con comportamientos teatrales. Dan grandes suspiros, y aunque buscan el consuelo, lo rechazan tan pronto como se les ofrece.

Natrum carbonicum

La persona *Natrum carbonicum* suele mostrar un carácter amable y complaciente, que no es sino una forma de ocultar un intenso drama interior. Se trata de alguien que ha sufrido una terrible pérdida en su vida, pero que es incapaz de expresar la tristeza que padece, seguramente porque teme que eso le aleje de sus seres queridos. Son personas abnegadas y bondadosas, que sufren en silencio y que deberían dar salida a sus padecimientos. El trabajo intelectual les abruma, y tienen una acusada sensibilidad ante la música.

Natrum muriaticum

Ante una situación de pérdida, la persona *Natrum muriaticum* reacciona con una pena que está asociada a grandes dosis de rencor. Son seres que viven su existencia de manera sombría, en especial tras la pérdida de alguien muy cercano. Lloran con facilidad y se enfadan cuando alguien intenta consolarles. Tienen un gran temor a perder lo que más aman en la vida, ya que sienten que han sufrido ya demasiadas pérdidas. Este es uno de remedios más eficaces para el sentimiento de pérdida, y el más recomendable en caso de no encontrar aquel que se ajuste al caso preciso que estemos intentando sanar.

Opium

Este es el remedio para aquellas personas que han sufrido algún tipo de tratamiento o intervención médica y padecen un estado de somnolencia del que les resulta difícil despertar. Son personas que a pesar de haber sufrido físicamente son incapaces de sentir su dolor y por tanto de demostrarlo. Se muestran indiferentes, pese a que es evidente que han debido padecer bastante. En los casos graves pueden alternar el estupor con la violencia.

Stramonium

Stramonium es el remedio para las personas que han vivido una experiencia terrorífica y aún no han sido capaces de asimilarla, como por ejemplo, un atraco, una violación o un accidente grave. Estas personas padecen profundos terrores nocturnos, por lo que temen la oscuridad y la soledad. A veces se despiertan en medio de la noche y son incapaces de reconocer a sus seres queridos. Necesitan hablar de su dolor, pero con frecuencia lo hacen de forma incoherente. La principal diferencia de este remedio con respecto a *Aconitum* es que en el estramonio homeopático puede haber delirio y su esfera de acción es más mental. El *Aconitum*, en cambio, actúa de un modo muy evidente en el cuerpo físico, con accesos de fiebre y palpitaciones.

Complementando el tratamiento

Ahora que conocemos los remedios homeopáticos más adecuados para los casos de shock y pérdida, podemos complementar este tratamiento con algunas sugerencias de conducta como las siguientes:

- Si hemos sufrido recientemente un estado de shock o una pérdida grave en nuestra vida, tenemos que ser conscientes de que nuestra mente y nuestro corazón necesitan un tiempo para poder aceptar la nueva situación. Hay períodos de duelo que no pueden ni deben ser evitados, pues si lo hacemos, estaremos creando las bases de algún trastorno futuro. Es por tanto preciso tener paciencia y aceptar los acontecimientos que la existencia nos ha deparado.
- En los procesos de duelo es muy beneficioso contar con la presencia de amigos o seres queridos con los que compartir nuestros sentimientos. Pero también habrá momentos en los que deseemos la soledad, y debemos esforzarnos en que esa necesidad sea comprendida y aceptada por quienes nos rodean.
- Poner nuestros sentimientos por escrito es una buena forma de darles una salida creativa y sanadora. Si algún ser querido se ha ido, es muy beneficioso escribirle una carta o varias, en las que expresemos nuestras emociones y los recuerdos que conservamos.
- Si padecemos importantes secuelas por efecto de un shock, como depresión profunda, ansiedad, miedos o comportamientos obsesivos, es muy recomendable acudir a la consulta de un psicólogo, que nos ayudará a reconocer y sanar nuestros sentimientos heridos.
- El proceso de duelo tiene un tiempo y un espacio, que es diferente para cada persona, pero que si se vive con plenitud, acaba por pa-

sar. Así que cuando la vida vuelva a llamar a tu puerta, no te refugies en antiguos dolores y corre a abrir. Nadie está muerto en vida, y mientras estemos en este mundo, nuestro deber es seguir adelante y darnos la oportunidad de volver a sentir la felicidad y la ilusión. Al fin y al cabo, el sol sale todos los días.

La tristeza y la depresión

La depresión no es un mal exclusivo de nuestro tiempo, aunque es evidente que se halla muy extendida en la actualidad. Ya Hipócrates, en su tiempo, habló extensamente del "humor melancólico", que entonces se creía que era producido por un exceso de bilis negra en el organismo. Según la antigua teoría humoralista, cuyo máximo representante fue Galeno, esta bilis se originaba en el hígado, y cuando existía una gran cantidad de ella en el cuerpo, las personas tendían a padecer un estado de ánimo más sombrío y taciturno.

Actualmente se sabe que durante el estado depresivo, el sistema nervioso padece una disminución de determinados compuestos, como los neurotransmisores serotonina, triptófano o fenilalanina. La moderna psiquiatría ha creado una gran cantidad de fármacos que ayudan a aumentar la presencia de estas sustancias en el cerebro. Estos medicamentos (como el famoso Prozac) pueden ser útiles en algunos casos y de un modo limitado, pero sin olvidar que provocan algunos efectos secundarios que conviene no pasar por alto.

En la depresión se produce una profunda alteración en el estado de ánimo que provoca una disminución en el deseo de vivir y en la capacidad para disfrutar de la existencia. Muchas personas confunden la depresión con la tristeza, siendo esta última un estado de ánimo cíclico y natural en todos los seres humanos.

La diferencia entre la depresión y la tristeza estriba en el carácter continuado de la primera, frente a la fugacidad de la segunda. Todas las personas experimentamos estados de tristeza, a veces porque algo no nos ha salido como esperábamos, y a veces sin ninguna razón aparente, simplemente porque ese día nos hemos despertado así.

Pero la auténtica depresión es una enfermedad más grave y persistente, que se caracteriza por sentimientos de pena, tristeza profunda, desaliento y soledad. La depresión suele tener una causa, aunque esta no siempre es evidente para la persona que la padece. Dependiendo de cuál sea la causa y de la personalidad de cada uno, la depresión puede comenzar por un estado de leve tristeza inicial, o bien por un profundo shock psíquico. Con el paso del tiempo, este estado de aflicción se alimenta a sí mismo, llegando a convertirse en una auténtica depresión profunda que, con sus altos y bajos, puede durar meses o años.

Los síntomas depresivos pueden estar enmascarados bajo diversas manifestaciones: malestar general, irritabilidad, pequeñas enfermedades recurrentes, anorexia-bulimia, cansancio permanente, insomnio, debilidad o astenia. Pero bajo todos ellos subsiste la falta de interés y la tristeza propias del deprimido.

Muchas personas que padecen este mal pueden pasarse días en la cama, o bien tienen dificultades para abandonarla por la mañana. Enfrentan el día con pensamientos oscuros, creyendo que les va a suceder lo peor. Cuando han de hacer algo, o cuando sus familiares les buscan distracción, les cuesta concentrarse en sus tareas y pasan de una actividad a otra sin interesarse realmente por ninguna. La apatía es, de hecho, una de las claves que nos permitirán saber si hemos caído en una profunda depresión, o si simplemente estamos pasando por un pequeño ciclo de tristeza. Si realmente somos capaces de continuar con nuestra vida cotidiana, cumpliendo nuestras obligaciones y sin descentrarnos, es un síntoma de que nuestro estado no es grave, lo que no quiere decir que no debamos estar atentos.

Muchas veces, la depresión es la causa de otros trastornos de la personalidad en individuos predispuestos a ello. Es el caso de las toxicomanías, el alcoholismo o incluso la ludopatía (adicción al juego). Como se indicó más arriba, la depresión (junto con la ansiedad) es un factor desencadenante de los trastornos alimentarios que conocemos como anorexia y bulimia. Como vimos en el capítulo de las obsesiones, en la anorexia existe una imagen distorsionada del propio cuerpo causada por una baja autoestima, que provoca el deseo de tener una figura delgada a toda costa. Las personas que la padecen, generalmente mujeres jóvenes, reducen drásticamente su dieta, hasta el punto de poner en peligro su salud y su vida. La bulimia, un mal que suele venir asociado a la anorexia, consiste en el deseo inmoderado de comer, que provoca un gran sentimiento de culpa y la necesidad de provocar el vómito a fin de expulsar el alimento y evitar así la obesidad.

En estas enfermedades podemos observar uno de los rasgos definitorios de la depresión, y es que el depresivo profundo tiende a ser agresivo consigo mismo. Cualquier problema exterior se ve como un resultado de los defectos personales. El sentimiento de culpa se vuelve abrumador y puede llevar a algunas personas a desear el suicidio o incluso a intentarlo. En cualquier caso, la persona deprimida tiende a descuidarse, y no es extraño que sufra pequeños accidentes, en los que está claro si se han producido por azar o por un deseo inconsciente de autolesionarse. Evidentemente, cuando se llega al extremo de intentar atentar contra la propia vida es preciso buscar ayuda especializada. Pero aún en estos casos, la Homeopatía puede ser de gran ayuda como terapia complementaria.

Tanto en los episodios leves, como en las depresiones profundas, estos remedios han demostrado su eficacia y su inocuidad. No hay razón por tanto, para no utilizarlos.

Remedios homeopáticos para la tristeza y la depresión
Aurum metallicum

La depresión profunda está asociada con este remedio. Es adecuado para aquellas personas que sufren angustia con desesperación y graves estados melancólicos. Han perdido las ganas de vivir, sintiéndose un estorbo para los demás, especialmente para su familia. Con frecuencia consideran la idea del suicidio. No aceptan su depresión y no toleran los problemas que la vida les presenta, sintiendo que se ha cometido una grave injusticia con ellos. En muchos casos, se trata de personas que han padecido la pérdida de algún ser querido. Se hacen reproches por cuestiones que sucedieron en el pasado, arrastrando un gran sentimiento de culpa. Las personas que llegan a este estado suelen ser activas, nerviosas y algo autoritarias, exigen imponer sus criterios y no aceptan la contradicción.

Calcarea carbonica

La persona *Calcarea carbonica* tiene un gran temor a quedarse sola. Son personas ordenadas y metódicas, que se desaniman con facilidad. En la enfermedad tienden a llorar, pensando que lo único que pueden esperar es un empeoramiento paulatino. Necesitan hablar con gente que les comprenda. Sin duda se trata de personas inteligentes, pero que se preocupan demasiado por todo.

China

La quina homeopática es un buen remedio para aquellas personas que alternan entre la apatía y la excitación. Son seres susceptibles, que pueden llegar a la violencia en su fase más agitada, pero que fácilmente caen en el desánimo. Se debilitan con facilidad y pueden tener pérdidas abundantes de líquidos orgánicos.

Cimicifuga

Es el remedio para la depresión causada por algún problema físico de la mujer, como pueden ser los problemas ginecológicos, la depresión post-parto o aquella que viene causada por el denominado "síndrome pre-menstrual" (PMS). Generalmente, esta depresión viene acompañada por dolores uterinos o espasmos en el vientre, así como por un insomnio pertinaz. Estas personas necesitan hablar mucho y a veces lo hacen de forma incoherente.

Ignatia

Ignatia es adecuado para las personas que han sufrido una pérdida reciente (separación, ruptura amorosa, fallecimiento de un ser querido). Es el remedio contra el duelo. El paciente llora constantemente y se lamenta con tristeza. Puede vivir su dolor de forma silenciosa, pero suspira con frecuencia y respira de forma entrecortada. El recuerdo de la persona perdida llena toda su mente, y desarrolla hacia ella sentimientos de dolor, odio, pena y rabia de forma alternativa. Su vacío interior parece no llenarse con nada.

Gelsemium

Este remedio es muy útil para aquellas personas que piensan fervientemente en acabar con su vida. Han llegado a tal grado de desesperación que desean arrojarse al vacío, o sueñan frecuentemente con caídas o vuelos. Su mente está nublada y pueden pensar que no son los únicos enfermos. Es similar a *Aurum metallicum*, sólo que aquí hay apatía y cierta torpeza, mientras que Aurum es activo y autoritario.

Lilium tigrinum

Este remedio femenino se emplea en los casos de depresión asociados con una gran excitación sexual. Los problemas sexuales pueden provocar tristeza, y hay una sensación de molestia en los genitales o el bajo vientre que obliga a cruzar las piernas constantemente, o incluso a presionar con la mano esta parte del cuerpo. Se alterna el llanto con la cólera.

Mercurius

Es el remedio más eficaz para las personas envejecidas que padecen fuertes deseos suicidas. En realidad tienen mucho miedo a la muerte, pero su desconfianza y su agresividad les llevan a amenazar a los demás. Son personas aburridas de vivir, que creen que nada merece la pena. En el fondo, son sensibles e introvertidos, y tienen profundas emociones que nunca han sabido expresar correctamente. Si hubieran mostrado lo mejor de sí mismos, seguramente las personas de su entorno les habrían tratado mejor, pero ellos se encierran en su mundo. Estas personas pueden sufrir mucho de las encías y tener diversas secreciones purulentas en oídos u ojos.

Natrum muriaticum

Las personas sensibles, que sienten una gran tristeza por acontecimientos del pasado, deben usar este remedio. Generalmente guardan un gran resentimiento ante aquellos que les hicieron daño, y no olvidan ese dolor aunque pasen los años. Recuerdan lo desagradable y se mortifican con frecuencia. Son personas vengativas, pero que no se atreven a tomar revancha, sino que sufren en silencio. No les gusta ser consolados, sino que buscan la soledad aunque les entristezca más. Son introvertidos, desconfiados y tienden a ser irritables.

Natrum Sulphuricum

La depresión de esta persona se define por la existencia de una gran sensibilidad artística. Normalmente son individuos que sienten una gran necesidad de escuchar música triste o romántica, y esta música les emociona hasta las lágrimas, agravando su estado. Empeoran por la noche y cuando alguien intenta consolarles. Por la mañana, se despiertan de mal humor, y tienen cierta tendencia a acumular grasas en su cuerpo.

Pulsatilla

La *Pulsatilla* homeopática es para las personas que se sienten descontentas consigo mismas. Es el remedio para la falta de autoestima, para aquellas personas que se sienten abandonadas y lloran con facilidad. Se sienten dolidas y demandan afecto constantemente. Son las víctimas que siempre se quejan. Lo positivo es que se consuelan rápidamente al recibir consuelo, pero sus demandas son permanentes. Se sienten mejor al aire libre y en compañía de otros. Pasan de la alegría a la tristeza con mucha facilidad.

Sepia

Este es el remedio para las personas cuya depresión cursa con indiferencia afectiva. Son personas que están bloqueadas, que no se sienten capaces de dar amor o de recibirlo. Las preocupaciones son demasiado grandes para ellas, y por eso piensan que la vida las ha derrotado. En ocasiones se obsesionan por la limpieza del hogar, buscan la soledad y manifiestan un gran rechazo al sexo. Pueden caer en grandes depresiones y estados de agotamiento en los que pierden el interés por todo lo que les rodea. En sus momentos de crisis, desean acostarse y evitan cuidar su aspecto físico. En el fondo de su corazón, hay un gran resentimiento y mucha ira, pero que se manifiesta con tristeza y desgana.

Thuya

Thuya es el remedio para aquellas personas que se sienten muy frágiles. La sensación que padecen es la de que les han cortado las alas, que alguien les ha hecho mucho daño, impidiendo su normal desarrollo. Son personas extremadamente sensibles, con ideas obsesivas. La música les hace llorar con facilidad. Piensan con lentitud y hablan también muy despacio. Su tristeza les lleva con facilidad a la indolencia.

Complementando el tratamiento

Como acabamos de ver, la tristeza y la depresión pueden solcuionarse por medio de la Homeopatía, pero junto al tratamiento homeopático, existen algunas estrategias de conducta que pueden sernos de gran utilidad:

- La persona que está triste o deprimida debe hacer un esfuerzo por salir de su casa y evitar caer en la monotonía o en la apatía. Pero por otro lado, también hay que dejar de lado algunos consejos bienintencionados pero inútiles, que exigen que el deprimido acuda a fiestas o a reuniones sociales. Lo mejor es, simplemente, dar largos paseos en soledad o en compañía de personas muy queridas. Las caminatas por el campo, por parques públicos bien arbolados o por la playa, son un excelente remedio para los trastornos depresivos.
- En general, en estos procesos hay que procurar mantener un contacto pleno con la naturaleza, caminando descalzos por la playa, durmiendo sobre la tierra o bañándonos en lugares hermosos y apartados. Es muy importante que nuestra piel esté en contacto con el medio natural, pues esto nos ayuda a situar a nuestra mente y sentimientos en el aquí y ahora.
- En los momentos de depresión, busca la ayuda de tus amigos y tus familiares, habla con ellos, exprésales tus sentimientos. Lo importante aquí no es hallar soluciones a los problemas, sino simplemente desahogar nuestra mente y nuestro corazón. Los amigos están para momentos como éstos.
- Algunas plantas han demostrado su eficacia en el tratamiento de depresiones leves y moderadas, como es el caso del Hipérico (Hypericum perforatum). Tomado en cápsulas, con una dosis diaria de entre 1000 y 1500 mg, se pueden notar unos efectos beneficiosos a partir de las dos o tres semanas. El hipérico mejora la calidad del sueño e incrementa la producción de los neurotransmisores asociados al bienestar psíquico. Esta planta puede causar algunos episodios de sensibilidad a la luz solar en personas de piel muy blanca, pero en líneas generales es muy segura en las dosis indicadas.

Los remedios psico-emocionales

Los remedios psico-emocionales

Cada remedio tiene un campo de acción generalmente bien definido, pero aún así, es cierto que algunas veces pueden existir dudas a la hora de escoger entre dos o más remedios similares. Por otro lado, hay remedios que desarrollan su acción en diversos campos, y conviene conocerlos en su totalidad. Para solucionar estos casos y aclarar todas las dudas, hemos reunido todos los remedios que se tratan a lo largo de este libro, dando una explicación detallada de cada uno de ellos tanto en el plano psico-emocional como en el cuerpo físico.

En primer lugar, y a título meramente informativo, ofrecemos una breve descripción de la sustancia que da nombre al remedio. Esta cepa es la que utilizan los laboratorios para elaborar las diversas diluciones que producen el remedio tal y como podemos encontrarlo en las farmacias homeopáticas.

A continuación, explicamos cuáles son los síntomas físicos asociados al remedio, lo que nos ayudará a concretar más su campo de acción. Así, en el caso de que tengamos dudas entre dos o más, elegiremos aquel que más se asemeje, por sus características físicas, a nuestro caso.

Dado que este libro no se refiere al tratamiento de enfermedades físicas, hemos decidido no incluir todas las características de los remedios en este campo concreto, sino aportar las más destacadas para que sirvan de referencia a la hora de elegir aquel que sea más apropiado.

En el siguiente apartado, hemos incluido todas las características mentales y emocionales de los remedios. De este modo, el lector encontrará una referencia completa de los estados anímicos que pueden ser curados con él. Cuando existe un alto grado de semejanza con algún otro remedio, lo hemos indicado, así como las claves que nos ayudarán a determinar cuál es el más indicado para cada caso concreto, aún cuando las características físicas sean también de gran ayuda.

Por último, indicamos las cualidades positivas que pueden desarrollarse a gracias al remedio, lo que nos permitirá tener una idea clara de los beneficios que podemos obtener de él. Cada remedio homeopático favorece la aparición de un determinado estado mental y emocional, que es justo el que necesitamos para vencer el mal que nos aquejaba.

Conociendo los síntomas que aconsejan el uso del remedio y los resultados que podemos obtener de él, estaremos en el camino correcto para una correcta prescripción.

Aconitum

El acónito (*Aconitum napellus*) es una planta silvestre que se da en las zonas centrales y septentrionales de Europa. Debido a su toxicidad, se emplea con gran cuidado en la medicina natural. En homeopatía no existe ese problema, y podemos usar este remedio sin temor y con excelentes resultados.

Cuerpo físico

Aconitum es un remedio tiene un campo de acción muy claro en el área del corazón. Se indica cuando hay palpitaciones y sensación de ahogo más o menos intenso (que conviene consultar con un médico para descartar lesiones cardiacas). Los síntomas surgen de modo repentino, con acaloramiento y sensación de sed intensa. En el cuello, las arterias carótidas pulsan con fuerza, y en los ojos existe una gran sensibilidad a la luz. Los síntomas se agravan por la tarde y la noche, así como en los ambientes cálidos. La cara puede estar congestionada, con el rostro enrojecido. Los sonidos, especialmente la música, tienden a agravar el estado, incrementando el nerviosismo.

Plano psico-emocional

El acónito homeopático es apropiado para los ataques de pánico o el miedo intenso. Las sensaciones opresivas en el pecho tienden a incrementar el temor, pues existe un profundo miedo a morir. En muchas ocasiones, la persona *Aconitum* tiene miedo a viajar en avión, a estar en lugares cerrados o a los espacios abiertos. Suelen ser víctimas de un shock post-traumático, ya que en el pasado sufrieron algún tipo de accidente o conflicto que dejó una huella profunda en su ánimo. Son personas que temen la soledad, y sobre todo la oscuridad, con miedo a seres espectrales o presencias desconocidas. Este es el mejor remedio para el miedo agudo a morir. Estas personas empeoran con el viento seco y con el frío, también con la luz y el ruido. Se sienten mejor después de la sudoración.

Efectos positivos

Este valioso remedio homeopático logra reintegrar la paz de espíritu a aquellas personas que han sufrido mucho en el pasado y tienen un intenso miedo a morir. A aquellos que están verdaderamente enfermos, les tranquiliza, y a quienes simplemente tienen miedo a enfermar, o padecen por males que sólo existen en su mente, *Aconitum* les ayuda a mirar con más optimismo el futuro. El sueño se normaliza y existe más ánimo para afrontar todo aquello que antes causaba temor. Las personas que no deseaban salir a la calle, vuelven a hacerlo y empiezan a relacionarse normalmente con aquellos con los que se encuentran. Quien padece de temor por causa de alguna antigua herida emocional, empieza a reconocer los síntomas gracias a *Aconitum*, sanándolos de un modo suave y natural. [1]

Agaricus

Este remedio se obtiene a partir de una seta muy común en los bosques boreales del planeta, la falsa oronja (*Amanita muscaria*). La amanita es la típica "seta de los gnomos", el conocido hongo de color rojo con manchas blancas. Esta seta, que es bastante tóxica en su estado natural, contiene colina, acetilcolina, muscarina, muscaridina, bufotenina, ácido iboténico, muscazona y trazas de selenio y vanadio. Convertida en medicamento homeopático, pierde toda su toxicidad y se convierte en un medicamento interesante, aunque de espectro muy concreto.

Cuerpo físico

Estas personas padecen cierta debilidad muscular, acompañada de problemas gástricos y diarrea. Sienten la cabeza pesada, como si padecieran los efectos posteriores de una gran borrachera.

Plano psico-emocional

Este remedio es apropiado para los casos en que hay confusión mental. Estas personas son incapaces de encontrar las palabras correctas cuando hablan. No les gusta que les hagan preguntas, pero aún padeciendo ciertas dificultades, les gusta hablar o cantar. El sentido del humor se vuelve irritable y aunque son dados a ocuparse de los asuntos cotidianos, por momentos se vuelven indiferentes a todo lo que les rodea. La característica fundamental de este remedio es que resulta muy apropiado para aquellos que sienten temor ante la enfermedad, especialmente, son personas temerosas del cáncer.

Efectos positivos

Agaricus nos ayuda a desarrollar más confianza en la vida, a dejar atrás el temor a la enfermedad, o bien, a afrontar con valor y ánimo positivo los males que podamos padecer. Una actitud positiva y confiada, alejada del miedo, es el mejor regalo que nos trae este remedio. [2]

Alumina

La *Alumina* homeopática es el óxido de aluminio que se utiliza en la industria como material refractario. En la homeopatía empleamos esta sustancia debidamente diluida y potentizada.

Cuerpo físico
La principal característica de este remedio es la debilidad motora. Los brazos y las piernas pesan más de lo habitual. Las piernas, sobre todo, son débiles y se cansan con facilidad. Puede haber un cierto entumecimiento, con la sensación de estar caminando sobre cojines blandos. En ocasiones hay una sensación de vértigo y un dolor quemante en la base de la espina dorsal. Las mucosas corporales tienden a desecarse con facilidad y existe estreñimiento pertinaz por causa de una gran inactividad intestinal. Estas personas se sienten envejecidas antes de tiempo.

Plano psico-emocional
Este remedio es útil para aquellas personas que abandonan con facilidad los proyectos en medio de una gran confusión. Hay una sensación de que los pequeños problemas son demasiado grandes y por eso se deprimen con facilidad, pensando que los demás les tomarán por tontos. El tiempo se hace muy largo y se pierde el deseo y la alegría de trabajar. Los fallos de memoria son muy comunes. Son personas que cometen frecuentes errores al hablar o al escribir. En casos graves, pueden surgir deseos de suicidio, que son rechazados de inmediato. Sin duda, esto provoca un gran sufrimiento. Es apropiado para aquellos que padecen tristeza acompañada de confusión, sobre todo para los mayores. La persona *Alumina* empeora por la mañana y mejora después de comer.

Efectos positivos
Alumina incrementa la confianza en las propias posibilidades, alejando los negros nubarrones de la confusión. Cuando la mente está entorpecida, *Alumina* nos ayuda a encontrar claridad y una mente más predispuesta a cooperar con el cuerpo. El sentimiento de autoestima se incrementará gracias a esta mayor fluidez mental, lo que ayuda a rejuvenecer todo el organismo. Cuando este remedio está actuando, renace el deseo de comer y los intestinos empiezan a cumplir su función con regularidad. [3]

Ambra grisea

El ámbar gris es un producto que secretan las paredes intestinales del cachalote (Physeter macrocephalus). Se trata de una materia grasienta que posee un olor agradable y que suele emplearse en perfumería.

Cuerpo físico
Como en el caso de *Alumina*, *Ambra grisea* es apropiado para aquellas personas que se sienten envejecidos antes de tiempo. También hay

aquí debilidad de los miembros, pero acompañada de espasmos musculares.

Plano psico-emocional

Las auténticas diferencias entre Ambra y *Alumina* se encuentran en el campo emocional, ya que mientras en el caso de *Alumina* se da una gran desidia y confusión mental, *Ambra grisea* cursa con una sensación de melancolía y tristeza. Estas personas tienen mucho temor a mostrarse en público, y lloran ante la perspectiva de fracasar. Son seres que hablan continuamente de sus desgracias y se enfadan cuando alguien les hace alguna broma. Generalmente han tenido problemas domésticos o en sus negocios, cuestiones que les han abatido y enfadado en gran medida.

Efectos positivos

El ámbar gris homeopático restaura la confianza en aquellas personas que están afectadas por algún tipo de temor al fracaso. Con este remedio, los miedos se reducen y la persona alcanza una mayor empatía con los seres de su entorno. El sentido del humor es una cualidad muy útil para afrontar los malos y los buenos momentos de nuestra existencia, y este remedio nos ayuda a despejar el mal humor y a abrirnos a una perspectiva más fresca y dinámica. [4]

Anacardium

El anacardo (*Semecarpus ancardium*) es un fruto procedente del sur de Asia. Para la preparación del medicamento homeopático se emplean estos frutos, una vez maduros o secos, que contienen ácido anacárdico, anacardol, beta-sitosterina y aceite graso.

Cuerpo físico

La persona *Anacardium* suele padecer dolores estomacales que se asemejan a la sensación del hambre intensa, pero que no se calman con la comida. Estas personas pueden padecer de úlceras duodenales, y en los momentos de gran nerviosismo, de estreñimiento y problemas cutáneos.

Plano psico-emocional

Estas personas son irritables y viven de un modo apasionado. Les cuesta dar una salida práctica a sus pensamientos. Existe una gran debilidad mental, con frecuentes pérdidas de memoria. Incluso el hecho de recordar el nombre de los conocidos representa muchos problemas. Son personas que desean vivir aisladas, fuera del contacto con los demás, y si alguien les molesta, rápidamente intentan humillarles. En los momentos de duda, que son frecuentes en ellos, padecen dolores de cabeza de origen nervioso, que están también asociados a sus estallidos de cólera y que tienen una marcada lateralidad en el lado izquierdo del cráneo. Puede haber alucinaciones olfativas, con la sensación de oler perfumes inexistentes. *Anacardium* mejora al comer pero empeora después de la comida.

Efectos positivos

Este remedio refuerza la necesidad de alcanzar una mayor serenidad. El contacto con los demás en un plano de igualdad y respeto es algo que nos devuelve nuestra condición de seres humanos que debemos vivir en un contexto social. *Anacardium* nos relaja y nos tranquiliza, recordándonos que no todo se logra por medio de la fuerza, ni siquiera por medio de la fuerza de palabras dichas en voz alta, sino con el convencimiento que nace de hacer lo que pensamos que es más justo en cada caso. [5]

Apis

La medicina homeopática *Apis* se elabora a partir de un insecto que ha convivido con el ser humano desde muy antiguo, la abeja (*Apis* mellifica). La sustancia más importante del remedio es el veneno de abeja, conocido con el nombre de *Apis*ina, aunque en la elaboración se use el cuerpo entero del insecto.

Cuerpo físico

La característica fundamental de *Apis* es la sensación de tener un dolor punzante en alguna parte del cuerpo. La persona *Apis* puede sufrir algunas inflamaciones en su organismo, sea en la garganta o en los ojos. Generalmente no hay gran sensación de sed, pero sí el deseo de beber leche. Estas personas pueden sufrir algunas pérdidas de sangre y tienden a acumular líquidos.

Plano psico-emocional

Apis es un remedio que se aplica a todos aquellos que sienten un gran instinto de protección hacia sus seres queridos. Son personas controladoras, que buscan el modo de saber lo que hacen los demás para luego sancionar sus actos. Los celos y la irritabilidad son claves en este remedio, así como el rechazo a buscar solución a sus problemas. Cada vez que un extraño se acerca a su pareja o a su familia, se sienten invadidos en su propia intimidad, e intentan alejarlo por medio de palabras hirientes. Como las abejas que dan origen a este remedio, las personas *Apis* reaccionan violentamente contra aquellos que se acercan a lo que ellos consideran su "colmena". Pero los aguijonazos les causan también un gran daño a ellos mismos, y generalmente acaban llorando y quejándose de los demás. *Apis* empeora con el calor o estando es un habitación caliente o cerrada. Mejora con las aplicaciones frías y al aire libre.

Efectos positivos

La generosidad para con nuestros seres queridos es una de las claves que nos permiten mantener unas relaciones emocionales estables. *Apis* es un buen remedio para aquellos que intentan mantener unido el núcleo familiar a toda costa, atacando a cualquier persona ajena al mismo. La aplicación de este remedio nos abre a la experiencia de la cordialidad y la hospitalidad, al reconocimiento de que la familia puede ser un núcleo más extenso y más generoso de lo que pensábamos. Aquellos que se acercan a nuestros seres queridos pueden ser personas de valía, que incluso nos pueden enriquecer a nosotros mismos, y en cualquier caso, son personas que merecen una oportunidad y a las que no se puede ofender simplemente porque no sean "de casa". [6]

Argentum nitricum

Este remedio se elabora a partir del nitrato de plata, una sustancia cristalina e incolora fácilmente soluble. Esta sustancia fotosensible se utiliza en la industria del cine y la fotografía.

Cuerpo físico

Este importante remedio homeopático tiene una marcada aplicación en el campo psíquico, pero también puede cursar con algunos síntomas físicos. La persona *Argentum nitricum* tiene un fuerte deseo de azúcar, dulces o pasteles. A pesar de todo, presenta una cara delgada y en ocasiones arrugada. Padece cierta tendencia a las hemorragias, que puede degenerar en alguna forma de anemia. En ocasiones, puede sufrir de vértigos y zumbido de oídos. El nerviosismo les causa dolores de estómago, sobre todo en ayunas.

Plano psico-emocional

Argentum nitricum nos describe a un tipo de personalidad ansiosa y agitada. Necesita hacer varias cosas a la vez, y de hecho, su sensación predominante es que el tiempo nunca le alcanza para lograr todo lo que desea. Por ese motivo, corre de un lado para otro. Continuamente está anticipando lo que va a hacer dentro de un rato, pero poco después, lo olvida, por lo que necesita recordarse a sí mismo sus acciones. Estas personas llevan su agenda a todas partes, pues temen olvidar cualquiera de sus compromisos. Tienen mucho vértigo y padecen al estar en algún lugar elevado. En algunos casos, pueden sufrir mucho por su miedo al vacío, pues está mezclado con ciertas fantasías suicidas, que rechaza de inmediato. Asomarse a una ventana, o subirse en avión son actos muy complicados para ellos, ya que la altura y el vacío les aterran, al mismo tiempo les fascinan. Estas personas tienen un gran miedo a fallar, a ser abandonados y esto les produce bastante fatiga mental. Sus sueños son muy reales y generalmente les hacen despertar con temor.

Efectos positivos

El nitrato de plata es un remedio excelente para aquellas personas que padecen ansiedad anticipatoria y que viven muy preocupadas por su futuro. Ante los retos que se les presentan en su trabajo o en su vida familiar, *Argentum nitricum* les devuelve la fe en sus propias posibilidades, en su memoria, en su capacidad de decisión y, sobre todo, en su habilidad para actuar frente a los imprevistos. Todo tiene su tiempo y de nada sirve estar corriendo constantemente de una ocupación a otra si no nos concedemos un espacio para nosotros mismos, para disfrutar y relajarnos. Trabajamos para vivir y no vivimos para trabajar, y quien hace de su agenda su libro sagrado, necesita este remedio para devolver a su vida la capacidad de ser feliz disfrutando del presente. *Argentum nitricum* nos ayuda a actuar frente a lo que tenemos delante y no frente a lo que imaginamos que pueda suceder en un futuro. [7]

Arnica

El árnica (*Arnica montana*) es una planta que crece en las elevadas montañas de Europa central. Las raíces secas y pulverizadas son el origen del remedio homeopático. Estas raíces contienen aceites esenciales y taninos. El árnica se emplea en la medicina natural en el tratamiento de los traumatismos y contusiones en aplicación externa, y tiene un efecto bastante similar en la medicina homeopática, sólo a que nivel interno.

Cuerpo físico

Este remedio es muy apropiado para las personas fuertes, musculosas, que han sufrido algún tipo de lesión y que padecen dolores debidos a la misma.

Plano psico-emocional

Dentro de los remedios psíquicos, el árnica homeopática tiene un campo de aplicación muy específico. Es apropiada para aquellos que han sufrido algún tipo de trauma físico y que se resisten a reconocer que están heridos y necesitan ayuda. Son personas que abusan de sus fuerzas y que pueden llegar a creer que son invulnerables. Parecen indiferentes ante los problemas, y si el traumatismo se ha producido en la cabeza, pueden tener pérdidas de memoria y confusión. Es importante recalcar que la persona debe recibir atención médica adecuada en estos casos, y que *Arnica* le servirá posteriormente como complemento en la recuperación.

Efectos positivos

El efecto más beneficioso de este remedio no se encuentra en el hecho de que pueda movilizar los recursos curativos del organismo frente a un accidente o un trauma, sino en la beneficiosa influencia que ejerce sobre la mente de aquellas personas que se creen invulnerables. Todos tenemos nuestras debilidades y todos pasamos por momentos en que dependemos de la ayuda de los demás. La humildad y el dejarse ayudar son actitudes valiosas que debemos cultivar, pues nos acercan más a nuestra verdadera naturaleza y a la bondad que existe en muchas personas de nuestro entorno. [8]

Arsenicum album

El arsénico es un elemento químico que no se encuentra en forma pura en la naturaleza, pero sí combinado con metales y azufre. Se emplea en diversas aleaciones, y a ciertas dosis es muy venenoso, afectando sobre todo al cerebro. A dosis bajas se ha empleado en la medicina convencional para el tratamiento de algunas enfermedades de la piel. Preparado homeopáticamente carece de riesgos, y es un medicamento de gran importancia en la farmacopea.

Cuerpo físico

Este remedio se centra especialmente en el área del vientre y el aparato respiratorio. En un primer momento, la persona *Arsenicum album* sufrir ardor de estómago, sed insaciable de agua fría y diarreas. Más adelante, desarrolla un catarro violento e irritante, con frecuentes estornudos. Hay dolores quemantes que mejoran con la aplicación de calor, sobre todo sobre el vientre. Son personas que sienten gran aversión hacia la carne y pueden padecer de asma. Son seres muy frioleros, que en algunos casos tienen secreciones quemantes en diversas mucosas del cuerpo. Este remedio se agrava con el frío y en las horas de la madrugada, mejorando con el calor.

Plano psico-emocional

La persona *Arsenicum album* ser muy meticulosa, hasta el punto de cuidar todos los detalles de su vida. Es buen trabajador, aunque su perfeccionismo no es sino una manera de mantener un poco de orden en su atormentada vida interior. Generalmente viste con elegancia, es pulcro y excesivamente cortés con los demás, aunque puede ser avaricioso. En el fondo de su corazón guarda un gran temor a la muerte, lo que le provoca una enorme ansiedad, sobre todo por la noche. Así, se despierta muy agitado después de la medianoche, y ya no consigue volver a conciliar el sueño, pues su mente está llena de pensamientos funestos, que incluyen también el miedo a la soledad y a los ladrones. Su miedo a la muerte está mezclado con pensamientos suicidas que rechaza. Estas personas tienen miedo de la soledad, pues piensan que en ese estado, serán capaces de hacerse daño a sí mismas. De hecho, pueden herirse con cierta facilidad sin que esté claro si hay intencionalidad o no en ello. Alternan periodos de excitación con otros en que se deprimen y llegan a las lágrimas. Esto les conduce a la postración, aunque frecuentemente se levantan de la cama porque no encuentran reposo en ella.

Efectos positivos

Arsenicum album es un remedio para aquellos que padecen intensos deseos suicidas. El deseo de controlarlo todo no es sino una forma de mantener un orden que aleje los pensamientos más funestos sobre el futuro. No podemos tenerlo todo bajo control, y esa es una de las enseñanzas fundamentales de este remedio. *Arsenicum album* nos anima a relajarnos, a perder el temor al futuro, a aceptar que la vida que merece vivirse es aquella en la que existe el riesgo y la esperanza. En definitiva, nos devuelve la confianza, la paz interior y el respeto por nuestro cuerpo y nuestra propia existencia, que es un don hacia el que nunca podemos atentar. [9]

Asafoetida

El asafétida (*Ferula assa-foetida*) es una planta que crece en Irán y Afganistán. La resina que se extrae de la raíz, contiene diversos ácidos y aceites esenciales.

Cuerpo físico

En el plano físico, este remedio cursa con problemas gástricos, y gases intestinales que se acompañan de flatulencia o eructos de olor ofensivo. Los síntomas se agravan por la noche y pueden estar acompañados por una sensación de "bola en la garganta".

Plano psico-emocional

Este remedio tiene un campo de aplicación muy concreto. El asafétida homeopática es útil para aquellos que se sienten agredidos por el exterior. Los ruidos son especialmente molestos para ellos, pero también la música del vecino, o incluso las conversaciones de otras personas. Generalmente, las personas que sufren en exceso por estos fenómenos suelen sentir una gran animadversión hacia los demás, evitando el contacto con aquellos que están a su alrededor.

Efectos positivos

Asafoetida es un remedio que nos ayuda a socializarnos, a comprender que los demás existen no para nuestro mal, ni para hacernos daño, sino para relacionarnos con ellos. Sin duda, tenemos mucho que dar y recibir de los otros, y este remedio nos permite descubrir cuáles son los hilos que tejen el tapiz de las relaciones humanas. No todos son fáciles de tejer, pero sin duda, todos son necesarios para que el tapiz sea valioso. [10]

Aurum metallicum

Este remedio se elabora a partir del oro, el metal más valorado por el ser humano a lo largo de toda la historia. Los principales yacimientos auríferos del mundo se hallan en Sudáfrica, Asia central y América del Norte. El medicamento homeopático se elabora a partir del oro metálico, que es el obtenido a partir de la fundición del mineral.

Cuerpo físico

En el plano físico, *Aurum metallicum* es apropiado para las personas que sufren problemas degenerativos en huesos o dientes. Tienen frecuentes supuraciones nasales, en ocasiones de mal olor. Es posible que existan dolores de cabeza muy violentos, que empeoran al llegar la noche. Los males se pueden extender al oído, testículos o útero. Empeora por la noche y con el frío, mejora al aire libre.

Plano psico-emocional

Estas personas carecen de confianza en sí mismas y en los demás. Piensan que su vida no tiene sentido y se sienten condenados por sus propios actos. Hay manías de tipo religioso que son características de este remedio y que dan la clave para su prescripción. La persona tiene deseos de rezar para salvar sus culpas, o se ve inmersa en complicados rituales de carácter supuestamente espiritual para limpiar su mal karma. Siente que la vida es una carga demasiado pesada y que nada de lo que haga le servirá para limpiar sus pecados. La memoria es débil y resulta difícil realizar cualquier tarea mental. Duerme mal, despertando en varias ocasiones durante la noche, pero sin sentir cansancio por la mañana. En ocasiones padece sueños atemorizadores. Esta persona es poco sociable y no tolera que la contradigan, sobre todo cuando alguien le dice que sus supuestos pecados no son para tanto.

Efectos positivos

La enseñanza fundamental de *Aurum metallicum* es que no hay razón para culparse por el pasado. En muchas ocasiones, porque realmente la carga de nuestra culpa es muy superior al daño (supuesto o real) que hemos causado, y en otras porque de nada sirve lamentarse si no hacemos algo por reparar el fallo. Cuando cometemos un error, lo mejor que podemos hacer es disculparnos e intentar hacer algo para repararlo. Quizá la persona que recibió nuestra ofensa ya no está para recibir esa satisfacción, o a lo mejor está tan irritada que no desea recibirla. Ese es su problema, no el nuestro. Existen muchas formas de reparar un mal y si alguien no desea nuestra reparación, hay muchas personas en el mundo que necesitan de nuestra ayuda. *Aurum metallicum* nos dice:

"si te sientes culpable, haz algo positivo hacia tus semejantes, quienesquiera que sean; sana tu herida, actúa con generosidad; no te lamentes por algo que sucedió y que ya no tiene remedio". Efectivamente, nosotros tenemos la posibilidad de hacer mucho bien, y si nos dejamos llevar por los remordimientos, simplemente estamos renunciando a nuestro poder. [11]

Avena sativa

La avena (*Avena sativa*) es un cereal que se cultiva extensamente en todo el mundo, ya que forma parte de la alimentación tanto de personas como de diversos animales de granja. El medicamento homeopático aprovecha toda la planta fresca en el momento de la floración. La planta contiene avenarina, vitaminas y algunos aminoácidos y minerales.

<u>Cuerpo físico</u>

Físicamente, la persona Avena suele ser delgada y está cansada, con falta de apetito y palpitaciones de origen nervioso. Son personas que padecen de insomnio y por eso quizá han tenido que recurrir a diversas sustancias somníferas.

<u>Plano psico-emocional</u>

Avena es el remedio para aquellos que han consumido drogas durante un período de tiempo relativamente largo. Mentalmente están agotados, y tienen su sistema nervioso bastante destruido. Es apropiada también para los fumadores que están intentando abandonar ese hábito y sobre todo para los que han consumido opiáceos (heroína) o somníferos.

<u>Efectos positivos</u>

Sin duda, este es un remedio de acción muy concreta, pero que puede ser útil para bastantes personas. Avena ayuda a aquellos que han caído en algún tipo de adicción y les da las fuerzas necesarias para lograr una completa recuperación. Sin duda, junto a la necesaria voluntad por parte del enfermo y a la atención médica o psicológica que requiera el caso, este es un buen acompañante en los procesos de desintoxicación, especialmente del tabaco. [12]

Baryta carbonica

El carbonato de bario se puede encontrar en la naturaleza formando parte del mineral witherita. Para preparar el medicamento se emplea carbonato de bario puro.

<u>Cuerpo físico</u>

Estas personas presentan unos rasgos físicos muy concretos: suelen tener un vientre prominente, con obesidad fláccida y cabeza grande. Se acatarran con cierta facilidad, y tienen una gran sensibilidad hacia el frío, que les provoca amigdalitis. Sudan con facilidad en la cabeza, pero no en los pies, que presentan un mal olor difícil de disimular. Los hombres pueden padecer hipertrofia de la próstata. Estas personas empeoran de sus síntomas con el frío y la humedad.

<u>Plano psico-emocional</u>

La persona *Baryta carbonica* suele ser lenta, desmotivada y en ocasiones con aspecto atolondrado. En el trabajo evitan competir con sus colegas y su rendimiento es cada vez menor. Estas personas padecen una gran debilidad de la memoria, lo que contribuye a aumentar sus problemas con los demás. La autoestima sufre mucho en estos momentos, y tienden a buscar refugio en los otros, esperando que sean ellos los que les cuiden y les digan lo que deben hacer. Son personas muy tímidas, que pueden llegar a tener comportamientos infantiles.

<u>Efectos positivos</u>

Baryta carbonica ayuda a incrementar la autoestima en aquellas personas que están pasando por un momento de gran inseguridad personal. Los fallos mentales, los olvidos y la desgana pueden solucionarse con algo más de motivación y ganas de vivir. *Baryta carbonica* remueve la inercia de estas personas y les ayuda a dar lo mejor de sí mismos, desarrollando mayor independencia y eficacia laboral. [13]

Belladona

La *Belladona* (*Atropa belladonna*) es una planta que crece en Europa, Asia y América del Sur. El medicamento homeopático se elabora con la planta fresca y sus raíces. La planta contiene diversos alcaloides que tienen un efecto muy potente sobre el sistema nervioso, y puede ser venenosa a ciertas dosis. Por supuesto, estos compuestos nocivos no aparecen en el medicamento homeopático y es por tanto totalmente seguro.

<u>Cuerpo físico</u>

Este es el remedio para aquellas personas que padecen un estado febril incipiente, con palpitaciones en todo el cuerpo. La persona presenta la cara enrojecida y brillante, con pupilas dilatadas y una marcada intolerancia a la luz y los objetos brillantes. En las mujeres, la menstruación se inicia muy pronto y es muy abundante. Los síntomas se agravan con el frío, las corrientes de aire y la excitación. Estos síntomas se presentan de modo repentino. Este remedio es propio de muchas enfermedades inflamatorias que muestran fiebre violenta. Si hay dolor de cabeza, será en la parte frontal del cráneo.

Plano psico-emocional

Belladona tiene una aplicación muy característica en determinados estados mentales que se producen en medio de episodios febriles o inflamatorios. En estos casos es común padecer por diversas alucinaciones visuales de carácter desagradable. La persona *Belladona* se ruboriza con facilidad, aunque no padezca fiebre, y suele tener un tono acuoso y brillante en la mirada. Es un remedio muy útil para las mujeres jóvenes que padecen por miedo a los animales y que viven episodios de temor acompañados de palpitaciones y acaloramiento.

Efectos positivos

En su particular campo de acción, la *Belladona* homeopática es muy importante, ya que permite calmar los miedos y alucinaciones que surgen en los estados febriles. *Belladona* es el remedio para relajar la mente y despejar los temores. A las personas muy jóvenes les transmite confianza en sí mismos, y la sensación de que los demás no están en el mundo para juzgarles o para burlarse de ellos, sino que pueden ser aliados y amigos. [14]

Bryonia

La nueza (*Bryonia cretica*) crece en amplias zonas de Europa y Asia. En homeopatía se emplea su raíz tuberosa, recogida antes de la floración. Esta raíz es amarga y venenosa, aunque una vez diluida pierde toda su toxicidad.

Cuerpo físico

En el cuerpo físico, el remedio *Bryonia* tiene especial afinidad por la parte central u occipital de la cabeza. Cuando se producen dolores violentos en esa zona, que empeoran por el calor y sobre todo por el movimiento, este remedio está indicado. Las mucosas están muy secas, especialmente la boca, acompañado de lengua blanca y digestión lenta con sensación de tener una piedra en el estómago. Estas personas suelen padecer una tos seca y nocturna, y se levantan con mareos e incluso con náuseas, como si hubieran pasado toda la noche de borrachera. Los síntomas de *Bryonia* empeoran con el movimiento y mejoran con el reposo.

Plano psico-emocional

Bryonia es el remedio para aquellos que viven enfadados con los demás. Estas personas buscan la soledad, y al contacto con los otros ven nacer su mal humor y su ira. En muchas ocasiones se han sentido menospreciados y por eso rechazan la compañía de sus familiares. Es un remedio muy útil para los adolescentes en sus períodos más difíciles, y también para aquellos que padecen por culpa de sus problemas laborales. De hecho, los negocios les traen de cabeza, y por ese motivo no pueden descansar ni relajarse completamente en ningún momento. Quieren hacer más de lo que pueden y se comprometen con más responsabilidades de las que son capaces de asumir. Con frecuencia se quedan en su puesto de trabajo más horas de las debidas, cuando todos sus compañeros se han ido, pues les gusta estar solos y sin molestias. Al dormir, sueñan con el trabajo, y pueden hablar en la cama o incluso padecer sonambulismo. Estas personas son propensas a caer en la depresión.

Efectos positivos

Sin duda, el mejor servicio que nos puede prestar *Bryonia* es el de ayudarnos a comprender que nosotros no somos nuestro trabajo, y que identificarnos excesivamente con él no es bueno. Muchas personas viven en el "hacer" y no en el "ser", y de ahí surgen muchas angustias y una dosis nada desdeñable de estrés e infelicidad. Por supuesto, todos debemos rendir a un alto nivel en una sociedad tan competitiva como la nuestra, pero hay un punto en el que debemos aprender a parar, a dejar de pensar o de soñar con los problemas del trabajo y abrirnos al contacto con los seres que amamos. De hecho, si no fuera por esta dimensión afectiva, no nos diferenciaríamos de los robots de las cadenas de montaje. *Bryonia* nos da el poder de descubrir esta dimensión humana, que también podremos aplicar en nuestra vida laboral. [15]

Calcarea carbonica

El carbonato de calcio se extrae de las conchas de las ostras (Auster ostrea edulis), particularmente de la parte interna de las mismas, que es de color blanco níveo.

Cuerpo físico

La persona *Calcarea carbonica* es friolera, pálida y tiene una tendencia muy acusada hacia la obesidad. Son personas que se cansan con gran facilidad, y que caen en la indolencia con facilidad. No soporta el ejercicio físico, y se mueve de manera lenta y pesada. Son personas que comen mucho, pero tienen gran intolerancia a la grasa y a la leche. Le gustan todos los alimentos que son de difícil digestión, o incluso incomestibles.

Plano psico-emocional

En el plano psíquico, estas personas desean vivir en un mundo de orden, y por ese motivo dosifican demasiado sus esfuerzos. Probablemente su falta de diligencia a la hora de trabajar les anima a buscar la salida fácil a cualquier problema, que no siempre es la más correcta. Estas personas se desaniman con gran facilidad, y caen en la depresión si aquello que intentan con su falta de energía no llega a buen término, lo que evidentemente sucede con frecuencia. Son seres inteligentes y mucho más despiertos de lo que parece a primera vista, pero como se preocupan tanto por todo y tienen miedo a tantas cosas, no dan lo mejor de sí. Por otro lado, ellos mismos no tienen fe en sus propias posibilidades, ya que no se sienten tan valiosos como los demás. Temen ser descubiertos en alguna falta que les devuelva a lo que suponen es su posición natural de inferioridad. Piensan que fracasarán, que todo irá mal y rumian sus penas en secreto. Son personas introvertidas y reservadas, que tienen miedo a la suciedad, a las ratas, las enfermedades, la oscuridad o la pobreza.

Efectos positivos

Calcarea carbonica es un remedio que permite despertar a la parte más sabia y activa de nuestro ser. A aquellos que se ven invadidos por el sentimiento de pereza, por la desgana a la hora de llevar a cabo sus tareas, este remedio les propone que adquieran mayor autoestima y un menor temor al fracaso. Sólo aquellos que intentan algo pueden vencer o caer en el empeño, pero quien se mantiene al margen, quien se esconde por temor a que sus fallos estén a la vista de los otros, nunca alcanza lo que desea. Este remedio trae el poder de decir sí, de avanzar sin temor y con energía. [16]

Calcarea fluorica

Este remedio se elabora a partir del fluoruro de calcio, una sustancia que se suele encontrar en la naturaleza como espasto flúor o fluorita, un mineral cristalino de forma cúbica que se usa en la industria del vidrio o en los hornos de cemento.

Cuerpo físico

Este remedio guarda afinidad con personas de talla media, cabello moreno y piel oscura. La persona Calcarea flourica tiene problemas dentales, con piezas mal situadas o caries. Puede sufrir por fisuras en diversas partes del cuerpo, así como por cuerpos duros en testículos o senos (que requerirán asesoramiento médico).

Plano psico-emocional

En el plano psíquico, este remedio es similar a *Calcarea carbonica*. La persona vive preocupada por el orden, es tenaz, pero pierde el ánimo con facilidad. La diferencia fundamental entre este remedio y el anterior es que aquí la ansiedad está causada por el dinero, por el temor a perderlo. No es extraño que estas personas caigan en la avaricia.

Efectos positivos

Calcarea fluorica es un remedio que nos ayudará a liberarnos de tensiones con respecto al dinero. La prosperidad es algo que todos podemos cultivar, y el temor a perderla no es sino una forma de atraer más complicaciones financieras a nuestra vida. Ser generosos nos abre a la generosidad de los otros. [17]

Calcarea phosphorica

Este remedio se elabora a partir de hidrogenofosfato de calcio. Esta sustancia es un polvo blanco que se encuentra en varios minerales y en el guano. El medicamento homeopático se elabora a partir de la sustancia pura.

Cuerpo físico

La persona *Calcarea phosphorica* tiene problemas óseos muy evidentes. Son delgados, con huesos alargados pero rectos. Si tienen una fractura, tardan bastante en consolidarla. Sus dientes son bastante característicos, más largos y estrechos que lo habitual. Este remedio empeora con el esfuerzo intelectual y la humedad ambiental, y mejora con el calor y la sequedad.

Plano psico-emocional

Estas personas suelen olvidar lo que les acaba de suceder, o bien omiten palabras al escribir o las repiten sin darse cuenta. Desean encontrar un hogar, aunque probablemente ya lo tengan. Son personas inestables, que quieren viajar, pero estos pensamientos ocupan su mente de un modo muy vago e inconcreto. Son personas que desertan de sus responsabilidades, que dejan los trabajos o los estudios, quizás por causa de alguna decepción sentimental. Piensan que si huyen de sus problemas, estos se solucionarán.

Efectos positivos

Todos amamos la libertad, el derecho de poder hacer lo que deseemos y de viajar adonde más nos plazca. Sin duda, la libertad es una gran conquista que todos tenemos derecho a alcanzar en nuestra vida, y quien no la tiene, está en su derecho de soñar con ella y de pelear para obtenerla. Pero cuando se habla de libertad, con frecuencia se olvida que la libertad tiene una hermana que la acompaña, que no es tan hermosa ni tan deseada, pero que es inseparable de ella: la responsabilidad. Precisamente son los adolescentes, aquellos que hacen de la libertad su mayor anhelo, quienes más necesitan desarrollar la responsabilidad en su vida. Pero no sólo los adolescentes se beneficiarán de tener en cuenta la doble cara de la libertad. También los adultos soñamos a veces con dejar los problemas atrás y huir, pero ¿soluciona eso los problemas o sólo los desplaza en el especio y en el tiempo? El mensaje de este remedio para todos nosotros es "si puedes hacer algo, también has de correr con las consecuencias de lo que haces, para bien o para mal". Seguramente es una enseñanza difícil, pero necesaria, que nos ayuda a madurar y a no huir de los problemas, sino a afrontarlos con entereza. [18]

Cannabis indica

Cannabis indica es el remedio que se elabora a partir del cáñamo indiano, la planta que da origen al hachís. Las diluciones bajas de este medicamento requieren receta en la mayor parte de los países, pero es fácil encontrar las más altas en las buenas farmacias homeopáticas, ya que no contienen el alcaloide tetrahidrocannabiol (THC), responsable de los efectos alucinógenos. Por tanto, es una sustancia que no provoca ningún efecto adverso sobre la salud física o mental.

Cuerpo físico

Este remedio está especialmente enfocado en el área mental, pero puede tener algunas afinidades físicas. De este modo, es apropiado para personas que tienen problemas urinarios, con secreción purulenta y grandes esfuerzos para efectuar la micción. Estas personas tienen unos deseos sexuales bastante imperiosos, incluso sin un estímulo evidente. La excitación de los órganos sexuales llega a ser dolorosa en los hombres. Pueden sufrir pesadez de los miembros, lo que le dificulta cualquier ejercicio.

Plano psico-emocional

Cannabis indica es el remedio para las personas que viven en medio de grandes fantasías que llenan su mente y que ellos confunden fácilmente con la realidad. La mente de estos individuos está repleta de ideas que surgen constantemente y que dificultan cualquier tipo de pensamiento coherente y racional. Normalmente, estas personas han consumido drogas en un pasado más o menos reciente, y su mente está aún en período de adaptación a la realidad. Se excitan con facilidad, recreándose en las ideas que más les gustan y pueden olvidar con facilidad las palabras que estaban a punto de decir. Su expresión es ausente, y por momentos presentan una cara atontada, con risa inmotivada y exagerada. Una característica fundamental de este remedio es la sensación de que el tiempo se alarga interminablemente, así como el espacio. Cualquier objeto parece demasiado alejado aunque esté al lado. Los segundos se convierten en siglos. Estas personas son somnolientas, pero tienen sueños desagradables (los sueños de *Opium* son, por el contrario, muy placenteros).

Efectos positivos

Cannabis es un buen remedio para aquellas personas que han abusado de las drogas y necesitan recuperar el sentido de la realidad. Con frecuencia, los narcóticos provocan una sensación de realidad alternativa en la que el sujeto se ve completamente inmerso. Pero en algunos casos, este estado se prolonga en la mente bastante tiempo después de que el cuerpo haya eliminado las sustancias tóxicas. De este modo, algunas personas necesitan un tiempo más prolongado para "aterrizar" en esta realidad. Para ellos, el remedio Cannabis es una buena ayuda en las primeras semanas o meses de desintoxicación. En cualquier caso hay que dejar claro que nadie puede abandonar una adicción sin un expreso deseo de hacerlo. Sin voluntad, no hay remedio que valga. Cannabis es también muy útil para aquellos que viven en un mundo de fantasía que creen real y que necesitan volver a la realidad. [19]

Capsicum

La guindilla o chile (*Capsicum annuum*) es una planta nativa de América Central, que se cultiva ampliamente en su zona de origen, así como el sur de América del Norte y Europa meridional. El fruto de esta planta es un conocido condimento alimenticio, que también tiene cierta utilidad en el terreno de la medicina homeopática. Estos frutos contienen capsicina y gran cantidad de vitaminas.

Cuerpo físico

En el cuerpo físico, este remedio actúa sobre las inflamaciones de la mucosa del estómago, así como sobre las inflamaciones de oído y garganta. Son personas que sufren de ardor a la hora de ir a orinar.

Plano psico-emocional

Capsicum annum es un remedio muy enfocado a aquellas personas que recurren a la bebida para huir de sus problemas presentes. Con frecuencia recuerdan los buenos tiempos pasados, y piensan que la vida ya no les traerá nada mejor que lo que ya han experimentado. Estas personas son perezosas y cambian de humor con excesiva facilidad.

Efectos positivos

Este remedio nos aporta la capacidad de dejar atrás el pasado, de aprender a vivir el tiempo presente sin amargura ni resentimiento. Cuando alguien se refugia en el alcohol, simplemente está desplazando sus problemas, pero desde luego, no los soluciona. *Capsicum* annum nos ayuda a dejar de lado cualquier muleta emocional y a caminar por nosotros mismos. [20]

Carcinocinum

Este nosode se elabora a partir de tejido canceroso desvitalizado y diluido. En cualquier caso, no es recomendable aplicar este remedio a pacientes que padezcan ningún tipo de tumor activo.

Cuerpo físico

Este remedio es útil para personas pueden padecer manchas en la piel de color marrón, e incluso una profusión de verrugas. Son individuos con antecedentes familiares de cáncer, pero que no lo han padecido en el pasado ni en el momento presente. Estas personas tienen un gran deseo de consumir sal, leche, huevos, carne, grasa y fruta.

Plano psico-emocional

Este nosode es útil para las personas que están muy preocupadas por aquellos que están a su cargo. No se cuidan a sí mismas, pero no pueden dejar de pensar en los demás, con ideas circulares que siempre desembocan en las mismas conclusiones. Son personas muy sensibles ante la música, que resienten las reprimendas y buscan el aseo y el orden a su alrededor. Su abnegación les causa ansiedad, pues piensan en todo lo malo que puede sucederles a aquellos que aman.

Efectos positivos

Carcinocinum es un remedio que nos permite recordar el valor de nuestro propio ser. No es malo cuidar a aquellos que amamos, pero sí si lo hacemos a costa de nuestra salud y calidad de vida. Cuidarnos a nosotros mismos es la primera etapa para poder ser útiles a otras personas. Este nosode nos permite descubrir el valor de la autoestima y del cuidado a uno mismo. [21]

Causticum

Causticum es un remedio que se elabora a partir de carbonato de calcio calcinado, y mezclado con una sustancia denominada hidrogenosulfato de potasio. La materia resultante de esta mezcla se diluye y se potentiza siguiendo los métodos homeopáticos.

Cuerpo físico

Causticum es un remedio que tiene afinidad por aquellas personas que están debilitadas debido a su edad. Pueden sufrir por parálisis faciales o problemas en los párpados, que se vuelven pesados. Son personas que padecen incontinencia urinaria, sobre todo al estornudar o al reírse. No es infrecuente que sufran dolores reumáticos. En la piel hay sensación de desolladura, con dolor quemante. Una característica muy particular es la afonía, que se hace especialmente intensa al final del día. Estas personas empeoran con el frío seco y al aire libre, mejoran en el calor de la cama, en ambiente húmedo y tibio.

Plano psico-emocional

Causticum es el remedio para las personas pesimistas, taciturnas, que imaginan toda clase de desgracias que no dudan les acontecerán en un futuro inmediato. Son individuos pesimistas, que piensan en sus problemas y están desesperados por causa de su aprensión. Sus miedos son variados: a los ruidos intensos, a los perros, a la oscuridad, a la muerte. Estas personas están muy preocupadas por los problemas de los demás, y especialmente por lo que consideran que son grandes injusticias sociales. Se ven envueltos en querellas y disputas de todo tipo, pues tienen un ánimo combativo y rebelde. En cualquier caso, su falta de esperanza, les hace entender estas luchas como una batalla perdida de antemano, por lo que sus esfuerzos no sirven sino para enfadarse más con el mundo. Son las personas que critican todo lo que está mal, culpando de todo a los políticos o a los poderosos, pero que nunca hacen nada por mejorar su entorno más inmediato. Aman la crítica, aunque ésta les haga infelices.

<u>Efectos positivos</u>

Culpar a los demás de nuestros problemas no es, desde luego, la mejor forma de solucionarlos. Además, cuando esa crítica se dirige a elementos tan inconcretos e inaccesibles como "el gobierno" o "las grandes empresas", quizá deberíamos plantearnos hasta qué punto no estamos desviando nuestra atención de lo que sí podemos controlar, el entorno inmediato que nos rodea. No cabe duda de que las personas que ostentan el poder pueden hacer mucho por mejorar las condiciones de vida de todos los ciudadanos, pero también es cierto que cada uno de nosotros puede hacer algo por perfeccionar lo que está a su alrededor. Mantener unas buenas relaciones con las personas de nuestro entorno, cuidar la pequeña parcela de planeta que nos toca habitar, dar ejemplo de honradez o de civismo, e incluso reclamar lo que consideramos justo, pero no con ira, sino con responsabilidad, son acciones positivas que dependen sólo de nuestra voluntad para llevarlas a cabo. *Causticum* es un remedio que nos pone frente a nuestra responsabilidad inmediata, que nos dice: "sé optimista y mejora lo que está en tu mano mejorar". El activismo social no puede nacer de la ira, sino del sincero deseo de mejorar lo que nos rodea. [22]

Chamomilla

La manzanilla (*Matricaria Chamomilla*) es una planta ampliamente utilizada en la medicina natural. En homeopatía se emplea la planta florecida, que es rica en aceites esenciales y flavonas.

<u>Cuerpo físico</u>

Chamomilla es el remedio para aquellas personas que están pasando una etapa de dolores físicos que les cuesta soportar. Los dolores con los que este remedio tiene más afinidad son aquellos que se producen tanto en las encías como en los oídos. También cursa con diarreas y menstruaciones abundantes en la mujer. Estas personas empeoran con el calor y en la primera parte de la noche, mejoran con la compañía y con distracciones como la televisión.

Plano psico-emocional

La persona *Chamomilla* es irritable e impaciente. Cae con facilidad en la cólera a causa de todo aquello que le pone nerviosa. Son personas que padecen de insomnio, y que en algunas ocasiones pueden ser caprichosas como los niños. No les gusta que les toquen, y si desean algo y no lo obtienen, se enfadan de un modo exagerado. En su interior creen que todos sus deseos deben ser satisfechos y que nada puede ir mal en su vida, pues no creen merecerlo. Es un buen remedio para niños desobedientes e hipersensibles, que lloran por cualquier motivo y que desean imponer siempre su voluntad. También para adultos aniñados o para personas que tienen una exagerada sensibilidad al dolor físico, actuando de manera incontrolada e impropia de su edad.

Efectos positivos

Para las personas que están padeciendo algún tipo de dolor físico y que se sienten especialmente irritables por su causa, *Chamomilla* es un remedio que aporta serenidad y capacidad de resistencia, ya que aunque es normal que el dolor sea desagradable, en muchas ocasiones lo empeoramos todo si nuestro estado de ánimo se vuelve colérico y caprichoso. Por otro lado, para aquellas personas que parecen querer prolongar su infancia en la vida adulta, *Chamomilla* es un remedio excelente, que les ayudará a comprender que el tiempo de la niñez ya pasó, y que deben enfrentar los conflictos de la vida como personas maduras. No todo lo que deseamos se cumple, y no siempre vamos a obtener lo que pensamos que merecemos. Las recompensas se retrasan a veces, o no llegan, lo que contribuye a aumentar nuestra desesperación y nuestras prisas. Todo esto es algo que, aunque sea desagradable, es real. Aprender a soportar las decepciones es un reto para todos nosotros, pero por fortuna contamos con la ayuda de este remedio en aquellos casos en los que la desesperación es demasiado grande. *Chamomilla* nos devuelve la paz y nos ayuda a confiar en la vida, que es más sabia de lo que creemos. [23]

Chelidonium

La celidonia mayor (*Chelidonium majus*) es una hierba originaria de Europa, sur de Asia y el continente americano. En homeopatía se aprovechan las partes subterráneas de la planta, que se recogen en la primavera y se tratan frescas. La celidonia posee algunos alcaloides, como la celidonina.

Cuerpo físico

Los males de *Chelidonium* están muy relacionados con el hígado y su órgano acompañante, la vesícula biliar. Este remedio es útil para aquellas personas que han padecido los efectos de la ictericia, hepatitis, piedra en la vesícula, etc. Estas personas suelen tener un sabor amargo y pastoso en la boca, y digieren mal las grasas.

Plano psico-emocional

Chelidonium es un buen remedio para aquellos que intentan dominar a los demás. Les gusta mandar y doblegar la voluntad de otros, aunque en el fondo de su corazón saben que les deben mucho. Para ellos, mandar es un modo de esconder sus propios sentimientos de culpa y de inferioridad, y lo seguirán haciendo hasta que comprendan la verdadera naturaleza de sus actos.

Efectos positivos

El efecto de *Chelidonium* nos permite descubrir aquellos patrones de comportamiento que nos llevan a dominar a otros por medios directos o sutiles. Nada se logra por medio de la opresión, y al final aquellos que están bajo el dominio de otros, se rebelan. *Chelidonium* ayuda a los que mandan, para recordarles que todos somos iguales y que quien está en una posición de control o supremacía debe ser muy cuidadoso con sus actos. [24]

China

El quino (*Cinchona succiruba*) es un árbol nativo de Java, India oriental, América Central y del Sur. De este árbol se utiliza la corteza seca de las ramas, que se conoce en el mundo de la medicina con el nombre de quina. La quina tiene gran importancia en la historia de la homeopatía, pues fue el medicamento que ayudó a Hahnemann a comprender el principio fundamental de su pensamiento sobre la salud: lo similar se cura por lo similar.

Cuerpo físico

La persona *China* vive en un estado de debilidad general que amenaza todo su organismo. Son personas que pueden estar convalecientes de alguna enfermedad y que aún no han sido capaces de recuperarse de sus males. Estos individuos pueden padecer hemorragias y pérdidas de líquidos (diarrea, sudoración o deshidratación), así como gases estomacales que provocan dolores en el vientre. Su boca está siempre amarga y necesitan beber grandes cantidades de agua fría. Su piel es muy sensible, por lo que pueden sufrir episodios de alergia a determinados tejidos o sustancias. Este remedio se acompaña de fiebres intermitentes, y en algunos casos, se relaciona con la malaria.

Plano psico-emocional

La quina homeopática es un buen remedio para aquellos que padecen accesos de ira violenta. Normalmente son personas apáticas, que parecen indiferentes a todo aquello que les rodea, que viven en el desánimo. Pero como son muy susceptibles, se excitan con cierta facilidad, cayendo en el enfado y la rabia. Piensan que los demás les agreden con sus comentarios, que buscan su ruina por medio de alguna conspiración. Ellos reaccionan ante esa pretendida agresión, y en esos momentos de arrebato desean la muerte de los demás, y si pudieran, intentarían agredirles. Pero sus fuerzas son limitadas, así que rápidamente vuelven a caer en la postración. Estas personas suelen ser soñadoras, pensando que aquello que imaginan se hará realidad, aunque otros más sensatas piensen lo contrario. Sueñan con persecuciones y se despiertan agotados.

Efectos positivos

Los delirios paranoides propios de *China* no son tan raros como pudieran parecer en una primera lectura de las características de este remedio, ya que muchas personas llegan a padecerlos en mayor o menor grado en algunos momentos de su vida. Esto es especialmente cierto en los períodos de debilidad, sobre todo en la recuperación tras alguna enfermedad grave, cuando el cuerpo y la mente están en un estado de sensibilidad muy elevado. Aprender a confiar en los demás, a dominar el enfado injustificado, son algunas de las virtudes que podemos alcanzar con este remedio. *China* nos devuelve la paz interior y nos ayuda a ser más tolerantes con aquellos que nos rodean. Es una gran ayuda en los procesos de recuperación. [25]

Cimicifuga

La planta que da origen a este remedio se conoce con el curioso nombre de "raíz de culebra" (*Cimicifuga racemosa*) y es propia del Viejo y el Nuevo Mundo. El rizoma fresco se emplea en la preparación del remedio homeopático, siendo rico en diversos alcaloides y ácidos grasos.

Cuerpo físico

En el plano físico, este remedio cursa con problemas genitales en la mujer, que en ocasiones provocan dolores de cabeza muy intensos. La menstruación puede ser irregular, inexistente o por el contrario, demasiado intensa. El período es doloroso o puede haber un parto reciente y complicado, o quizás el inicio de la menopausia.

Plano psico-emocional

Cimicifuga es un remedio muy concreto, que puede ser útil en aquellas depresiones específicas de la mujer. Este tipo de depresiones pueden tener un origen ginecológico, surgiendo después del parto o bien en los días previos a la menstruación. La melancolía se acompaña de un incontenible deseo de hablar, de compartir sus pensamientos con las personas del entorno. Son seres que pierden el interés por su familia, que descuidan sus obligaciones laborales. Estas mujeres tienen un gran temor a las ratas y otros animales pequeños, y pueden soñar con ellos. Durante el embarazo suelen tener sueños desagradables, con seres malformes o animales que surgen de su cuerpo. La somnolencia es característica de este remedio.

Efectos positivos

Este remedio actúa sobre los orígenes físicos de algunas depresiones femeninas, y por ese motivo puede ser de gran utilidad. Con su ayuda, los períodos se hacen más regulares y menos dolorosos. El nerviosismo que suele estar asociado a estos momentos se reduce con la ayuda de *Cimicifuga*. La mujer se vuelve menos irascible o hipersensible y adquiere una mayor serenidad, aceptando que el ciclo es algo positivo, una característica de su naturaleza y no un problema ni una carga. Es también muy útil para aquellas mujeres que se encuentran vacías tras el nacimiento de sus hijos, pues les ayuda a encontrar una nueva ilusión para vivir. El cuidado del ser que acaba de nacer y el cariño de la pareja son grandes estímulos para seguir adelante, con confianza y con agradecimiento hacia el milagro de la vida que se renueva. *Cimicifuga* ayuda a la mujer a sentirse orgullosa de sí misma y de su naturaleza femenina. [26]

Cocculus

El remedio *Cocculus* se elabora a partir de la coca de Levante (*Anamirta Cocculus*), una planta que crece en zonas de Indonesia y Nueva Guinea. El remedio homeopático se elabora con las bayas de esta planta, que guardan en su interior las semillas. Estos frutos contienen algunos tóxicos amargos, que se utilizan en su región de origen para envenenar el pescado y poder capturarlo con más facilidad. Como sucede con todos los medicamentos homeopáticos, *Cocculus* es totalmente seguro, ya que la alta dilución elimina las sustancias venenosas.

Cuerpo físico

Cocculus actúa sobre aquellas personas que padecen vértigo y náuseas al viajar, e incluso dolores de cabeza muy fuertes. Pueden sufrir insensibilidad en manos y pies, con dolores y cosquilleo, así como agotamiento y espasmos musculares. Existe una sensación de vacío en diversas partes del cuerpo, como si no existieran, así como alternancia de los síntomas en uno y otro lado del organismo. Esta última es una característica fundamental de este remedio.

Plano psico-emocional

En el plano mental, *Cocculus* es apropiado para aquellos que sufren mucho en el cuidado de aquellos a los que aman. Los excesos en este terreno les causan gran debilidad física y pueden desembocar en una profunda depresión, ya que no alcanzan las recompensas que merecerían obtener por sus desvelos. A diferencia de *Carcinocinum*, que cursa con un sentimiento de baja autoestima e inutilidad personal, *Cocculus* sufre más en el plano físico, agotado por los esfuerzos que hace por los demás y sin encontrar el reposo ni siquiera por las noches. Las náuseas son un medio de rechazar aquello que no soportan en su vida.

Efectos positivos

Cocculus es el remedio que nos permite descansar de los esfuerzos que hacemos en pro de otras personas. Es bueno cuidar a quien lo necesita, pero no a costa de nuestra propia salud. Si no somos capaces de encontrar un espacio para nosotros, pronto enfermaremos y seremos inútiles para aquellos que nos necesitan. No sirve de nada perder nuestra salud intentando cuidar la de los demás. [27]

Coffea

El cafeto (*Coffea arabica*) es un arbusto que procede de Etiopía y el cuerno de África. Para elaborar el remedio *Coffea* se emplean los granos secados naturalmente, a diferencia de aquellos que se emplean para producir el café comercial, que son sometidos a un proceso de tueste. Este remedio homeopático no contiene cafeína, pues el alcaloide resulta completamente disuelto en el proceso de elaboración.

Cuerpo físico

En el plano físico, *Coffea* es un buen remedio para aquellas personas que no pueden dormir debido a un fuerte estado de excitación nerviosa. Son personas demasiado estimuladas, con problemas urinarios y aceleración del pulso y palpitaciones. Tiene un sudor caliente, con aflujo de sangre en la cabeza.

Plano psico-emocional

La persona *Coffea* es hiperactiva, insomne y muy nerviosa. Está preocupada por pensamientos recurrentes que no es capaz de sacar de su mente, y que le hacen mantenerse despierta hasta altas horas de la madrugada. Son seres ansiosos y reaccionan con extremo nerviosismo cuando toman café u otros excitantes. Tienen gran deseo de hacer cosas, de actuar, pero se sienten mal al aire libre.

Efectos positivos

El efecto de *Coffea* sobre nuestra vida emocional y mental es el de ayudarnos a alcanzar un mayor nivel de relajación. Pensar en los problemas no es siempre la mejor manera de resolverlos, sobre todo cuando no tenemos los recursos suficientes para encontrar una solución. *Coffea* nos impulsa a buscar ayuda para nuestros conflictos, a dormir de manera más apacible. Es un buen auxilio para aquellos que están viviendo una etapa de gran estrés mental. [28]

Conium

La cicuta (*Conium maculatum*) es una planta extremadamente venenosa, que procede de Europa y Asia. Para la producción del inocuo remedio homeopático, se emplea la planta fresca florecida, que contiene el alcaloide coniína.

Cuerpo físico

Este remedio es apropiado para diversas enfermedades de las personas mayores. Estas personas pueden estar debilitadas y sufrir problemas de calcificación en los huesos. Padecen grandes dificultades en los órganos sexuales, con problemas en las mamas, o bien en los testículos o la próstata. Los síntomas se agravan por el frío y de noche. Pueden sentir debilidad en las extremidades, con debilidad en la espalda.

Plano psico-emocional

Mentalmente, estas personas pueden padecer de debilidad cerebral con pérdida de memoria. En lo emocional, son personas que rechazan el amor y el sexo, quizá porque creen que eso les mantendrá puros, o bien porque han perdido a su pareja. Las personas del sexo opuesto son seres inferiores para ellos. Padecen de mal humor y no les gusta tocar o ser tocados. La rigidez es su norma, y esto se nota incluso en su cuerpo, pues les cuesta mucho doblar la espalda o agacharse. Este remedio se aconseja sobre todo a aquellos que han renunciado a los deseos de su cuerpo, pensando que hay algo malo o sucio en todo ello.

Efectos positivos

Lo mejor del remedio *Conium* es que nos devuelve el sentido de la sacralidad del cuerpo. Los deseos físicos son algo natural, el amor, el sexo, son energías naturales, que nos convierten en personas más humanas y completas. *Conium* nos ayuda a superar las pérdidas o el temor a la intimidad permitiéndonos mejorar nuestras relaciones personales. Nos sirve para sentirnos a gusto con nuestro cuerpo y para respetarlo, abriéndonos a recibir la afectividad de los demás. [29]

Digitalis

La digital (*Digitalis purpurea*) es una planta que crece de modo silvestre en Europa central y oriental. Es una planta muy tóxica en su estado natural, pues presenta compuestos como la digitoxina, gitoxina y gitalina, que son nocivos para el ser humano. El medicamento homeopático se prepara a partir de las hojas frescas recogidas antes de la floración. La dilución y potenciación convierte este peligroso vegetal en un remedio seguro y útil.

Cuerpo físico

La persona *Digitalis* está bastante fatigada, y suele tener un pulso lento e irregular que a veces les alterna con taquicardia. Son individuos pálidos, con ojeras y labios sin color. Tienen poco apetito y seguramente han padecido enfermedades cardiacas en el pasado. Suelen tener problemas para orinar y se agotan mucho por cualquier tipo de esfuerzo.

Plano psico-emocional

Digitalis es el remedio para aquellos que tienen algún tipo de remordimiento por aventuras amorosas o falta de fidelidad a sus seres queridos. Estas personas tienen cierta inclinación a llorar, y temen encontrar la muerte por causa de un paro cardiaco.

Efectos positivos

El principal efecto positivo del remedio *Digitalis* es liberarnos del sentimiento de culpa. Si cometimos errores en el pasado, de nada nos vale estar penando por ellos toda la vida. *Digitalis* nos acerca a las personas que lo han dado todo por nosotros, nos abre a una más sólida unión familiar y amorosa. Su mensaje es que todos podemos sanar de la culpa, que nuestro corazón no está vencido, sino lleno de vida, de energía que debemos entregar a quienes nos han amado y han sido fieles a nosotros. Sólo podemos pagar al amor con amor. [30]

Drosera

La *Drosera* es una conocida planta carnívora que crece en Europa, Asia y América del Norte. Esta planta atrapa insectos en sus hojas vellosas y los convierte en abono para su propio crecimiento. La *Drosera* se emplea en medicina natural para el tratamiento de la tos, y presenta también un buen marco de aplicación en el campo de la homeopatía.

Cuerpo físico

Este remedio es apropiado para aquellos que tienen problemas de las vías respiratorias. Los que padecen de asma, y tos convulsa con sonido sibilante en los pulmones, tienen aquí un remedio ideal.

Plano psico-emocional

Drosera es la típica persona que intenta dominar a sus seres queridos controlando su vida e intentando que experimenten los mismos padecimientos que ellos. Realmente nadie tiene culpa de sus penas y de su rabia, pero ellos creen que todos deben pagar por lo que ven mal en su propia vida. Este tipo de personas sienten envidia de la felicidad ajena, y creen que nadie merece estar bien si ellos están tan mal. Este es el remedio típico para aquellos padres que amargan la existencia de sus hijos con férreas normas de comportamiento que no son sino un modo de evitar su felicidad. Observar la alegría ajena les pone directamente frente a su propia tristeza y enfado, al fracaso en el que han convertido su existencia, y eso no lo pueden tolerar.

Efectos positivos

A pesar de que *Drosera* puede hacer sufrir mucho a aquellos que están a su alrededor, en realidad no hay nadie más desgraciado que él o ella, pues los otros pueden liberarse de su influencia, pero ellos mismos han de convivir con su propia amargura. *Drosera* tiene la virtud de hacernos entender que la felicidad ajena no es una amenaza contra nosotros. La envidia no es nunca buena consejera, y si nos deshacemos de estos sentimientos negativos, quizás podamos encontrar algo de felicidad en nuestra propia existencia. *Drosera* es una maestra en este cometido. [31]

Dulcamara

La *Dulcamara* (*Solanum Dulcamara*) es una hierba tóxica que crece en el Viejo Continente. Para elaborar el remedio homeopático, los laboratorios emplean los brotes jóvenes y las hojas que se recolectan antes de la floración. Esta planta contiene diversos alcaloides, vitaminas y taninos.

Cuerpo físico

Este remedio es apropiado para personas gruesas, de musculatura fláccida y que tienen tendencia a padecer de verrugas lisas y blandas. Son personas extremadamente sensibles al frío húmedo, que les causa catarro con gran facilidad. Con el tiempo llegan a desarrollar reumatismo.

Plano psico-emocional

La persona *Dulcamara* es controladora y dominante. Sabe mejor que nadie lo que le conviene a todo el mundo, especialmente a las personas de su familia. Generalmente se trata de un remedio masculino, apropiado para hombres nerviosos, que miran con inquietud todo lo que sucede en el entorno que pretenden dominar. Con frecuencia son violentos e inestables. A diferencia de *Drosera*, que es amargado y amarga a quienes están con él, *Dulcamara* es violento y en muchas ocasiones, manipulador.

Efectos positivos

El mensaje de este remedio para nosotros es que no sirve de nada ejercer la violencia con nuestros seres queridos. Sólo una atención amorosa tiene resultados a largo plazo. Quien pretende saber lo que deben hacer los otros mejor que ellos y, lo que es peor, imponerlo con la fuerza y la ira, está en el mejor camino de perder el respeto y el cariño de los suyos. *Dulcamara* incrementa la confianza en los demás, y sobre todo, relaja la ira y nos abre un estado de ánimo más tranquilo y más positivo. [32]

Gelsemium

El gelsemio (*Gelsemium sempervirens*) o falso jazmín, es una planta originaria de las Américas, que contiene diversos alcaloides muy tóxicos, como la gelsemicina. En homeopatía se emplea como base el rizoma fresco, que es posteriormente sometido a dilución y potenciación.

Cuerpo físico

En el cuerpo físico, este remedio tiene afinidad por aquellos estados en los que la persona padece episodios de debilidad y temblor en los miembros, acompañados de palpitaciones. Hay gran somnolencia y ausencia de sed. La fiebre no es elevada, pero se acompaña de vértigo agudo. Si duele la cabeza, será a través de una sensación pulsante en la parte interior de los globos oculares.

Plano psico-emocional

Gelsemium es el remedio para aquellos que han llegado a un grado de desesperación muy grande. Piensan en acabar con su vida, pero al mismo tiempo, tienen un terror irracional a que se les detenga el corazón. Tienen miedo a los espacios abiertos y a las multitudes, así como a caerse. Padecen ansiedad por anticipación. Cuando están bajo tensión, tienen necesidad de sentarse y no pueden hablar de lo que les aflige. Las noticias nuevas o inesperadas les causan desazón.

Efectos positivos

Gelsemium nos devuelve el deseo de vivir y la ilusión que deberían ser naturales a todos los seres humanos. Cuando surge el temor a salir a la calle, a estar con gente, este remedio tranquiliza y relaja el corazón. Nada hay tan grave que no pueda solucionarse, y hasta el estado más negro del alma puede ser mañana sólo un lejano recuerdo. *Gelsemium* nos dice que la vida merece ser vivida, que hay muchas cosas que aprender y muchos momentos para disfrutar, pero eso lo alcanzaremos si damos un paso al frente y nos decidimos a ir en pos de nuestros sueños. [33]

Graphites

El grafito es una mineral compuesto por carbono, ácido silícico, hierro y manganeso. El medicamento homeopático se elabora a partir del mineral en bruto, que también se ha usado en la fabricación de lápices.

Cuerpo físico
Este es un remedio típicamente femenino, que se aplica a mujeres obesas y frioleras. Son personas anémicas que padecen lesiones en la piel con gran facilidad. De hecho, su piel se endurece, presenta grietas, y pueden aparecer vesículas en boca o recto. Generalmente están en la segunda mitad de su vida y pueden estar padeciendo los síntomas más desagradables de la menopausia. El cabello y las uñas son quebradizos.

Plano psico-emocional
La mujer *Graphites* es una persona muy sensible, pero bastante indecisa a la hora de tomar cualquier determinación. La lentitud de su mente va a acompañada de sus grandes problemas de concentración. Estas personas tienden a ser muy tímidas, con una mente dispersa que no capta ideas complejas. La música y la poesía les hacen entristecerse, así como las novelas o las películas románticas. Cuando empiezan a llorar, parece que nada puede detenerlas.

Efectos positivos
Graphites devuelve a la mujer madura el sentimiento de autoestima que puede haber perdido por problemas de salud o de edad. Sin duda, estos tiempos alrededor de la menopausia pueden ser muy complicados para algunas personas, pues hay problemas físicos y emocionales que pueden jugar alguna mala pasada. Con este remedio, surge el sentimiento de aceptación de la nueva situación y la posibilidad de encontrar nuevas ilusiones en la vida. La indecisión se convierte en confianza, pues quedan aún muchos años por delante para disfrutar de la existencia con plenitud. [34]

Helleborus

El eléboro negro (*Helleborus niger*) es una planta del sur y centro de Europa, que crece en zonas montañosas de este continente. En homeopatía se utiliza su rizoma, una vez que ha sido desecado. Contiene diversos glucósidos similares a los de la digital, de efectos parecidos sobre el músculo cardiaco.

Cuerpo físico
La persona *Helleborus* puede padecer espasmos, vértigo y excitación mental seguida de pérdida del conocimiento. Son personas que padecen entumecimiento en los miembros y a las que se les caen las cosas de las manos con gran facilidad. Mantienen las mandíbulas en constante movimiento, como si masticaran algo que en verdad no existe.

Plano psico-emocional
Helleborus es útil para remediar la fatiga crónica que afecta a la memoria y a las capacidades intelectuales. Estas personas duermen mal y padecen un estado de postración mental muy destacable. Son seres

silenciosos, que callan de un modo testarudo y algo insolente ante los demás. El dolor o el placer les provoca indiferencia.

Efectos positivos

El efecto de este remedio es el de despertar la mente y aguzar los sentidos. Quienes han perdido la consciencia por cualquier causa pueden encontrar en *Helleborus* un remedio que les reanime y les ayude a recuperar el ánimo perdido. Es el remedio para recuperarse tras el esfuerzo, para abrirse a los sentidos y para aceptar a los otros. [35]

Hepar Sulphuricum

Este medicamento se elabora a partir de cal sulfurada, un compuesto que se origina mezclando la parte interna de la concha de ostra con flor de azufre, siguiendo los preceptos hahnemannianos.

Cuerpo físico

Hepar Sulphuricum es una persona muy friolera, que padece frecuentes episodios de amigdalitis. Si el frío se instala en la garganta, provocará una laringitis acompañada de tos muy ronca, que se asemeja al ladrido de un perro. Si afecta a la nariz, causará sinusitis con emisión de sustancias purulentas. Las heridas son también muy propensas a la emisión de pus. De hecho, la piel es bastante malsana, con abscesos y sudor agrio.

Plano psico-emocional

Este remedio es especialmente útil en los casos en que existe una gran cantidad de ira en el interior de la persona. Son seres que desean hacer justicia a su modo, que es generalmente un modo bastante vengativo y violento. Pueden tener deseos homicidas cuando están verdaderamente enfadados. Contradicen a los demás y son intolerantes con respecto a las opiniones ajenas. Padecen una gran sensibilidad al dolor, y cuando no están enfadados, caen en la indolencia.

Efectos positivos

La enseñanza del remedio *Hepar Sulphuricum* para el alma humana es que no debemos dejarnos llevar por el enfado ni pensar que podemos ser jueces del comportamiento ajeno. La venganza nunca trae nada bueno a nuestra vida, y desde luego, los deseos de dañar a los demás tienen siempre las peores consecuencias para todos. Gracias a *Hepar Sulphuricum* podemos despejar de nuestra mente todos estos sentimientos negativos, aprendiendo el valor del perdón y la virtud del autocontrol. Los demás tienen también su fragmento de verdad, y no debemos despreciarles bajo ningún concepto. [36]

Hyoscyamus

El beleño (*Hyoscyamus niger*) es una planta del Viejo Continente que posee gran importancia dentro de la farmacopea homeopática. Las plantas que se utilizarán como sustancia de base se recogen en el momento de la floración y se preparan mientras aún están frescas. El beleño contiene alcaloides similares a la *Belladona*, aunque la dilución de los mismos elimina cualquier toxicidad.

Cuerpo físico

Hyoscyamus no es un remedio que esté especialmente indicado para los problemas físicos. En cualquier caso, puede cursar con algunos tipos de espasmos causados por tos histérica o hipo.

Plano psico-emocional

Este es uno de los mejores remedios para los celos con los que cuenta la farmacopea homeopática. Es apropiado en los casos de delirio acompañados de excitación. En momentos de crisis, esta persona puede delirar y tener una charla incoherente y apresurada. Pero en sus momentos de tranquilidad cae con facilidad en los celos y en excesos amatorios que le agotan. La persona *Hyoscyamus* tiene grandes necesidades sexuales, que nunca están plenamente satisfechas, lo que les lleva a padecer mucho. Sus sueños son de carácter erótico, y su conducta suele ser exhibicionista, vistiendo prendas provocativas y haciendo comentarios picantes que pretenden ser graciosos, pero que en muchas ocasiones violentan o aburren a los demás. Temen ser envenenados y padecen mucho cuando están en soledad, pues no pueden dar salida a todos sus impulsos amorosos. Si tienen una pareja, lo exigen todo de ella, y constantemente la martirizan con sus arrebatos de celos. En ocasiones tienen pesadillas terribles, que les hacen despertar gritando.

Efectos positivos

Son muchas las personas que sufren por causa de un amor correspondido, o por un deseo sexual no satisfecho, pero cuando ese sufrimiento adquiere límites intolerables, que afectan al conjunto de la personalidad, *Hyoscyamus* es un remedio que está plenamente indicado. La obsesión por el sexo no es sino la expresión de anhelos emocionales que no alcanzan una expresión adecuada, y que se desvían en comportamientos adictivos. Gracias a este remedio, las personas afectadas pueden recuperar una vida sexual y emocional más sana, equilibrada y plena, sin exigir a la pareja más de lo que puede dar, y sin intentar usar la vida amorosa como una tapadera para ocultar anhelos interiores no bien satisfechos. *Hyoscyamus* nos devuelve al sentido original del amor, en el que debe existir el respeto y la confianza. [37]

Ignatia

El haba de San Ignacio (*Ignatia amara*) es una planta nativa de las islas Filipinas. Para la preparación del remedio homeopático se emplean las semillas maduras y secas. Estos frutos contienen el alcaloide venenoso estrictina, que desaconseja el consumo de esta planta, pero que resulta neutralizado en la preparación del medicamento homeopático.

Cuerpo físico

Aunque este remedio tiene una profunda acción en el plano emocional, más que en el físico, presenta algunas características corporales, como la sensación de cefalea nerviosa, a la que acompaña un dolor similar al de tener un clavo incrustado en el cráneo. Estas sensaciones pueden estar acompañadas por molestias en la garganta, como si en ella hubiera una bola que impide tragar.

Plano psico-emocional

El remedio *Ignatia* es apropiado para aquellas personas (en especial mujeres) que han sufrido algún tipo de pérdida reciente en su vida. Quizás han padecido la muerte de su pareja, o probablemente se han visto inmersas en un proceso de separación especialmente doloroso. Estas personas están en pleno proceso de duelo, y por ese motivo tienen una gran tendencia al llanto. Desean la soledad, y cuando están en público suelen esconder sus pesares. Pero en cuanto abren las puertas de su corazón, se deshacen en un llanto inconsolable o dan grandes suspiros. Generalmente hay una profunda sensación de culpabilidad asociada a este remedio, pues quien padece estos males cree tener alguna responsabilidad directa en la pérdida que padeció. Son personas contradictorias, que sienten como en su interior se alternan el dolor, la rabia y la tristeza. En algunos momentos tendrán comportamientos histéricos o teatrales. Su sueño es muy ligero, y generalmente está poblado de imágenes que reflejan sus preocupaciones. La persona *Ignatia* suele ser elegante y sofisticada, con una gran sensibilidad ante todo aquello que siente que se dirige contra ella. Puede caer en la frialdad por culpa de un amor desgraciado, y sobre todo no le gusta que la contradigan, pero aprecia mucho la distracción.

Efectos positivos

Ignatia es un remedio excelente para el tratamiento de la pérdida y la sensación de soledad y vacío que esta conlleva. Otorga fuerzas para resistir el dolor, así como la posibilidad de que fluya de un modo natural, sin excesos dramáticos, pero tampoco sin represiones absurdas. Nadie puede acortar un sentimiento de duelo, y desde luego, no es conveniente suprimirlo, pero sí hay formas de vivirlo con algo menos de dolor y de desgarro interior. *Ignatia* es uno de los remedios que nos pueden ayudar en este trance. Gracias a ella nos podemos abrir a nuevas experiencias sentimentales, sintiéndonos confortados por la presencia de los seres queridos, aprendiendo que la vida nos presenta múltiples oportunidades de ser felices y que es absurdo cerrarse a la posibilidad de volver a vivir con plenitud. [38]

Iodium

El yodo es un elemento químico que forma cristales de color gris oscuro y brillo metálico. Es una sustancia muy importante para el organismo, ya que interviene en la síntesis de la hormona del tiroides. En la naturaleza se encuentra en algas, corales y en una sustancia conocida como Nitrato de Chile.

<u>Cuerpo físico</u>

La persona *Iodium* suele ser de constitución delgada. En muchas ocasiones es morena de piel o de cabello, pudiendo padecer algunos problemas en la piel, como el acné. Son personas acaloradas, a las que el frío parece no hacerles mella. En muchas ocasiones sudarán copiosamente al menor esfuerzo. Sienten latidos por todo el cuerpo y pueden padecer la sensación de que el corazón está oprimido, como si lo hubieran atado con cuerdas, lo que provoca gran ansiedad. Estas personas comen mucho aunque nunca engorden, y si no pueden comer se vuelven irritables.

<u>Plano psico-emocional</u>

Iodium es un remedio que describe a personas que viven en medio de grandes estímulos de carácter intelectual. Usan la comida como un medio para tragar sus sentimientos y no afrontarlos directamente. La falta de comida les pone cara a cara con las emociones que emergen desde su interior, lo que provoca enfados y una sensación de que el corazón se les va a parar de un momento a otro. Suelen ser personas muy inteligentes y resolutivas, pero que viven apresuradamente, como si el tiempo fuera un material que se les escapa entre los dedos. Una de sus características fundamentales es que no pueden estar mucho tiempo sentados en el mismo sitio, y debido a su acaloramiento natural, es como si literalmente les quemara la silla. En algunos momentos pueden llegar a ser violentos en su agitación, sobre todo cuando alguien se les acerca de improviso.

<u>Efectos positivos</u>

El remedio *Iodium* ayuda a la mente a relajarse con más facilidad. Gracias a él, el tiempo se vuelve un poco más lento, y sobre todo, un poco más lleno de significado. No se puede huir constantemente hacia delante, y este remedio existe para recordarnos que los sentimientos ocultos deben ser afrontados y aceptados. Por supuesto, *Iodium* permite a nuestro organismo regularse y no depender tanto de la comida. Seguramente, bajo sus efectos emergerán muchos sentimientos nuevos a nuestra consciencia. Es nuestra oportunidad para comprenderlos y para desarrollar nuevas formas de vida menos apresuradas y más plenas. [39]

Kali bromatum

El bromuro de potasio es una sustancia química bastante común que se emplea de forma pura en la elaboración de este medicamento.

Cuerpo físico

El remedio *Kali bromatum* coincide con episodios de tos convulsa y otros episodios espasmódicos. Estas personas suelen tener un sabor desagradable en la boca, diarreas y problemas sexuales, con una completa desaparición del deseo.

Plano psico-emocional

Este remedio es útil para aquellos que tienen miedo al amor y a la intimidad sexual. En ocasiones, son personas que han sufrido abusos en su infancia y que temen que el dolor continúe en su vida adulta. A veces padecen episodios de excitación, sus reflejos son exageradamente vivos, y saltan al menor peligro. En su vida íntima padecen grandes inhibiciones, que impiden tener una vida emocional sana.

Efectos positivos

Kali bromatum es un buen remedio para solucionar los conflictos psicológicos que han sido producidos por abusos sexuales o comportamientos castradores de los padres. Este remedio nos ayuda a perdonar a quienes nos hicieron daño en el pasado, a sacar todas las emociones reprimidas y a aprender que podemos experimentar el amor de una forma segura en nuestra vida. Este es el remedio para sanar los corazones heridos, para devolver la salud emocional y encontrar paz en nuestra vida. [40]

Kali carbonicum

El carbonato de potasio es un polvo blanco que atrae con facilidad la humedad, con él se elabora este remedio.

Cuerpo físico

Este remedio es apropiado para aquellas personas que padecen dolores que se desplazan de un lugar a otro en el cuerpo. Estos dolores son parecidos a la experiencia de tener una espina clavada. Son personas que desean los dulces y empeoran con el frío. Como sucede con *Calcarea carbonica*, suelen ser individuos obesos e hinchados. En algunos casos, hay crisis de asma e hinchazón del párpado superior. Una característica destacada de estas personas es que sudan con mucha facilidad ante el más mínimo esfuerzo.

Plano psico-emocional

La persona *Kali carbonicum* ha perdido la fe en sí misma y presenta un grado de desaliento muy importante. Son seres sensibles, que se sobresaltan por cualquier cosa que suceda a su alrededor. Tienen miedo a la soledad y a la enfermedad. Son personas muy rígidas, que no quieren depender de los otros y no soportan ser tocados. Su grado de susceptibilidad es muy grande, y buscan segundas intenciones en las palabras de los demás. Se guían por normas antiguas, por reglas rígidas en ocasiones ya caducas.

Efectos positivos

Este remedio tiene la virtud de ayudarnos a encontrar mayor fe en nosotros mismos y en las personas que nos rodean. Nadie puede encontrar el camino por sí mismo, necesitamos que los demás nos ayuden al tiempo que nosotros les ayudamos. La rigidez, guiarse por patrones de conducta antiguos son formas de intentar mantener una estructura rígida que no nos ayudará a progresar. El efecto de *Kali carbonicum* consiste en abrirnos al futuro con confianza. [41]

Kreosota

La creosota es una sustancia que se obtiene a partir del alquitrán de haya. Contiene creosoles, guayacol y cresol. Es una sustancia cáustica, incolora y oleaginosa.

Cuerpo físico

El remedio *Kreosota* tiene una aplicación muy evidente en el plano físico de la mujer. Se relaciona con dolores en los órganos genitales de carácter quemante, así como con inflamaciones y secreciones irritantes (flujo blanco). La menstruación se hace demasiado larga y abundante, y se suele iniciar antes de tiempo (ciclo corto).

Plano psico-emocional

En el terreno psíquico, este remedio se relaciona con temores que se hallan muy interiorizados en el alma de muchas mujeres. El temor a ser heridas o a sufrir algún tipo de abuso causa bastantes problemas en las relaciones sentimentales, incluso en las más estables. Este remedio es útil cuando existe una incapacidad física para mantener relaciones íntimas.

Efectos positivos

Kresota es un remedio que permite a la mujer recuperar la confianza en su propia capacidad de disfrutar de la sexualidad. Cuando existe temor acompañado de dolor a la hora de hacer el amor, *Kreosota* libera las sensaciones desagradables y permite a la mujer vivir unas relaciones íntimas plenas. [42]

Lac Canicum

Este curioso remedio de origen animal se elabora a partir de leche de perra, convenientemente diluida y potentizada.

Cuerpo físico

Lac Canicum se relaciona con dolores erráticos, que pasan de un lado a otro del cuerpo. La persona siente como si caminara sobre el aire, o como si su cuerpo no tocara la cama al acostarse. Son individuos que tienen una gran debilidad y sufren visión borrosa.

Plano psico-emocional

Este remedio es apropiado para aquellas personas que se sienten despreciadas en el amor. Tienen una gran necesidad de ser queridos, pero en el fondo creen que no son tan buenos como puede parecer a primera vista. Se sienten sucios, contaminados y no es extraño que proyecten estos fuertes sentimientos en el exterior. Por ello, pueden tener ataques de furia. Una característica fundamental de este remedio es que la persona sueña con serpientes, e incluso puede verlas a su alrededor o sentir fascinación por ellas.

Efectos positivos

El remedio *Lac Canicum* nos permite abrirnos a una nueva dimensión del amor. La necesidad de amar incondicionalmente es una llama que se alimenta en nuestro interior, pero a la que pocas veces damos la oportunidad de brillar ante los demás. Abrirse a los otros, dejar salir la fuerza de nuestros buenos sentimientos, son cualidades que podemos desarrollar gracias a este remedio. Nuestra fuerza amorosa interior está deseando expandirse y sólo requiere un poco más de autoestima y de respeto. [43]

Lachesis

Lachesis es un medicamento producido a partir del veneno de una serpiente (*Lachesis mutus*) que se conoce con el nombre común de "serpiente surucucú". Esta serpiente vive en América Central y del Sur, y su veneno contiene sustancias neurotóxicas, así como otras que actúan rompiendo los glóbulos rojos de la sangre de sus víctimas.

Cuerpo físico

La mujer *Lachesis* sufre oleadas de calor que le acontecen antes de la regla. El sueño es muy malo, y la persona se siente peor al levantarse por la mañana. La sed es muy intensa y hay deseos de alcohol. Estas personas padecen crisis agudas de hemorroides, así como anginas en la garganta. La piel y las mucosas presentan un característico color azulado.

Plano psico-emocional

Estas personas tienen una actividad mental muy grande, con tendencia a hablar en exceso, saltando de un tema a otro con mucha rapidez. Su mente parece no tener continuidad. Son personas que sienten rechazo al matrimonio o a la familia. Seguramente en algún momento sintieron el tormento de los celos, generalmente sin razón, pero su corazón se enfrió desde ese instante. De hecho, los celos son muy fuertes con este remedio, pero no se manifiestan con ira, sino con frialdad. Estas personas tienen miedo a morir, a ser envenenadas, o a sufrir alguna enfermedad infecciosa. A veces fantasean con su propio funeral o con el de su cónyuge. En ocasiones tienen la sensación de ser gobernadas por dos voluntades, una de ellas rencorosa, la otra con remordimientos. Padecen ciertas manías religiosas, con miedo a seres fantasmales, a conjuros, a Dios o a los muertos. Suele ser un remedio más femenino que masculino.

Efectos positivos

Lachesis nos ayuda a ver la realidad con una mirada limpia y sin temor. Aquellos que sufren por causa de lo que imaginan, pueden abrir los ojos ante lo que de verdad sucede en sus vidas, que no es, ni con mucho, tan terrible como imaginan. Todos los miedos, las manías y los celos que ensombrecen nuestro ánimo, se disuelven con la ayuda de *Lachesis*. Quien toma este remedio logra que su corazón se abra a los seres queridos, descubriendo de nuevo el amor hacia la familia y la pareja. No hay espacio para el rencor o la desconfianza con *Lachesis*. [44]

Lilium tigrinum

El lirio de tigre (*Lilium lancifolium*) es una planta originaria de Asia oriental. El medicamento homeopático se elabora a partir de la planta fresca, recién recolectada.

Cuerpo físico

En el plano físico, este remedio tiene especial afinidad con las molestias derivadas del descenso de útero, menstruación dolorosa, problemas de ovarios o flujo blanco vaginal. Estas mujeres tienen una sensación desagradable en el vientre. Suelen sentarse con las piernas firmemente cruzadas, o se hacen presión con la mano en el abdomen, a fin de disminuir el malestar.

Plano psico-emocional

Lilium tigrinum es un remedio muy apropiado para mujeres que padecen por causa de unos deseos sexuales exagerados, que no encuentran satisfacción en su pareja por más que ellas lo pretendan. Estos deseos insatisfechos provocan accesos de ira o de llanto, así como un comportamiento que roza lo histérico en algunos momentos. Las manías de tipo religioso, el temor a cometer pecados, así como el intenso deseo amoroso, provocan comportamientos extraños. En algunos momentos, esta persona temerá enloquecer, o pensará que su vida está en peligro por culpa de sus pecados, o por una enfermedad incurable que le sobrevendrá muy pronto. Al hablar con ella, puede sufrir algunas pérdidas de memoria, o usará palabras erróneas.

Efectos positivos

Lilium tigrinum permite a la mujer recuperar la calma en su interior. Cuando alternan los temores con los deseos, se puede llegar a unos extremos de desesperación que son difíciles de soportar para cualquier ser humano. *Lilium tigrinum* nos enseña a tener más paciencia y equilibrio, a sentir que nadie nos va a juzgar mal por unos deseos que son naturales, pero que esos deseos deben tener una salida normalizada a fin de darnos la satisfacción que merecemos. La sexualidad no existe para liberar nuestras tensiones mentales, ni es pecaminosa, sino que es una forma de compartir el amor entre dos personas. *Lilium tigrinum* permite comprender esta importante enseñanza. [45]

Lycopodium

El licopodio (*Lycopodium* clavatum) es un musgo originario de los bosques boreales del planeta. Para elaborar este remedio se recurre a las esporas secas que contienen diversos ácidos grasos y aceites.

Cuerpo físico

Lycopodium se aplica a hombres delgados, que están desarrollando un vientre prominente y que presentan un aspecto envejecido para su edad. Son personas frioleras. Se sacian pronto al comer y su boca está seca, pero no hay sed. Pueden padecer cefaleas en el lado derecho del cráneo, así como impotencia genital y problemas digestivos tales como gases, estreñimiento o hemorroides.

Plano psico-emocional

Este remedio es muy útil para aquellos hombres que se sienten prematuramente envejecidos. Su mente ha perdido agilidad y tienen mala memoria. Son personas que han perdido la seguridad en sí mismos y piensan que ya no podrán rendir con su pareja en el terreno sexual. Hay mucha cobardía y un gran temor a la soledad, pero también existe un rechazo de la intimidad. Con los inferiores es altivo, pero actúa con sumisión ante los poderosos. No tolera que le contradigan y cuando alguien intenta consolarle, se pone nervioso y puede demostrar mal humor. En el plano familiar tiene problemas al despertarse por la mañana, pues su humor es tan negativo que hiere a sus seres queridos. Estas personas suelen estar distanciadas de sus hijos, pues consideran que no merecen llevar su apellido. Cuando están solos, lloran con facilidad.

Efectos positivos

Lycopodium es un remedio que nos ayuda a reencontrar el vigor y la alegría de la juventud en cualquier etapa de la vida. Aunque el cuerpo envejece, cada hombre es tan joven como lo son sus ilusiones, y si éstas se pierden, todo se va por la borda. Si en nuestra juventud estamos llenos de energía y todo se vuelve fácil para nosotros, es muy importante cuidar la autoestima en los años de la madurez. Cuando estamos relajados, cuando confiamos en nosotros mismos, la ira y los comportamientos negativos hacia aquellos que están a nuestro cargo, desaparecen. Empezamos entonces a comprender que todos los seres humanos merecen ser respetados. Los años pasan para todos, pero lo que de verdad importa, y esto es lo que nos enseña *Lycopodium*, es la calidad que imprimimos a nuestra vida en cada momento. [46]

Mancinella

Este remedio se produce a partir de la *Mancinella* (*Hippomane Mancinella*), una euphorbiácea nativa de América Central.

Cuerpo físico

Mancinella tiene afinidad con varias enfermedades de la piel. La dermatitis acompañada de vesículas es propia de este remedio, así como la sensación de estar perdiendo la vista, incluso la ceguera por causa histérica.

Plano psico-emocional

El remedio *Mancinella* es útil para aquellos que tienen miedo a perder la cabeza. Sienten que en su interior hay una parte oscura que puede emerger en cualquier momento y arrasar toda su vida. Son personas silenciosas, entristecidas, que tienen muchos pensamientos erráticos. Son tímidos y vergonzosos ante los demás.

Efectos positivos

La sombra psicológica es una parte integrante de la mente de todos los seres humanos. En ella escondemos todo aquello que sentimos que es negativo, o bien todo aquello que reprimimos. Pero la sombra no se puede reprimir eternamente, pues siempre emergerá de una u otra forma en nuestra vida. Lo mejor que podemos hacer con ella es aceptar que existe, que tenemos sentimientos negativos que nos avergüenzan, y seguir adelante. *Mancinella* tiene la cualidad de ponernos frente a nuestra propia sombra, que ya no podrá ser arrojada sobre los demás en forma de odio o de rechazo. Tenemos que asumir todo lo que somos y a partir de ahí, reconstruir nuestra vida. [47]

Medorrhinum

Este nosode se elabora a partir de sustancias uretrales esterilizadas y diluidas, que por su puesto no representan ningún riesgo para la salud.

Cuerpo físico

Este remedio se asocia con algunas infecciones de repetición, como rinitis, faringitis o amigdalitis. También existe en él una tendencia hacia los padecimientos asmáticos y los catarros con gran mucosidad nasal. La persona *Medorrhinum* mejora de sus síntomas a la orilla del mar, aunque la humedad puede hacer que empeore su reumatismo. Una característica de este remedio es la existencia de enfermedades de transmisión sexual, o de problemas genitales en el presente o en pasado.

Plano psico-emocional

Medorrhinum describe a una persona muy interesada por tener experiencias apasionantes en su vida. Son individuos apresurados, impacientes, que viven su existencia anticipando todo lo que desean. Les gusta vivir en medio de diversiones, saliendo de noche y conectando con mucha gente. Pueden sentir interés por drogas como el éxtasis (XTC) o la cocaína. En algunos casos, se trata de personas que han vivido experiencias frustrantes en el pasado, que han sufrido traumas de importancia y que han decidido que la mejor manera de estar en el mundo es vivir intensamente. En lo profundo de su alma tienen remordimientos por lo que sucedió, pero intentan ocultarlos con una desesperada huída hacia delante. Intentan separar la sexualidad del amor, para no comprometerse en ninguna relación estable. Tienen mala memoria en lo que se refiere a hechos recientes, pero no pueden olvidar el pasado. Como rasgo peculiar, son personas que aman el mar, y que en cuanto tienen oportunidad, se van a vivir a alguna ciudad costera.

Efectos positivos

El remedio *Medorrhinum* nos ayuda a recuperar el contacto con nuestra vida interior. Muchas veces buscamos fuera lo que en verdad sólo podemos encontrar dentro, y nos perdemos entre los múltiples espejismos que surgen a nuestro paso. Nada ganamos con la huída, ni tapando el dolor que habita en nuestro interior. *Medorrhinum* nos pone frente a frente con lo que escondemos, con todo aquello que no queremos ver. Nos permite vivir con una velocidad más lenta, más centrada en las auténticas experiencias que nos van a proporcionar una vida más plena. Este remedio puede ser útil, sin duda, para muchas personas apresuradas y veleidosas, que verán en sí mismas al auténtico maestro que buscan afuera. [48]

Mercurius

El mercurio (Hg) es un metal que tiene la particularidad de presentarse en forma líquida en la naturaleza. Su color es brillante y posee una gran densidad. Aunque a veces se encuentra en estado puro, suele estar mezclado con cinabrio. España es uno de los principales productores mundiales de este metal, que se utiliza en la fabricación de termómetros, barómetros y en medicina. Es una sustancia muy tóxica para el ser humano, pero completamente segura en su preparación homeopática.

Cuerpo físico

A *Mercurius* le acompañan muchos de los trastornos causados por la edad madura en las personas. Este remedio describe a individuos que padecen grandes problemas en la boca, con encías sangrantes o pérdida de piezas dentales. Pueden sufrir enfermedades urinarias, así como ulceraciones en la piel y temblores en los miembros. Estas personas suelen tener muchos problemas con los huesos, que se debilitan, y sobre todo, sufren un deterioro muy visible en todo su organismo.

Plano psico-emocional

La persona *Mercurius* sufre los efectos de una mala memoria que amenaza su vida cotidiana. Se pierde en calles que antes conocía bien, y en ocasiones puede llegar a tener algún serio problema por esta causa. Es una persona que tiene problemas para coordinar sus movimientos con los deseos de su mente. Sufren mucho por estas causas, y además temen a la muerte, a la noche y a la soledad. Suelen anticipar toda clase de desgracias en su vida, pero más que tristes, lo que están es enfadados con el mundo. Son personas agresivas, que se molestan cuando alguien intenta ayudarles, pues piensan que se van a aprovechar de su debilidad. Temen estar al aire libre y pueden cometer actos reprobables sin que les remuerda la conciencia. Es un remedio muy apropiado para aquellos que han alcanzado la edad madura y empiezan a sentir los peores efectos de la vejez. En resumen, son personas que están aburridos de vivir. A veces piensan en acabar con sus sufrimientos de modo drástico, aunque al final, se aferran con desesperación a la existencia.

Efectos positivos

Mercurius nos permite aunar el cuerpo y la mente, devolviéndolos al que debe ser su estado natural de armonía y buen funcionamiento. No somos seres escindidos, sino que pertenecemos a la Naturaleza, en la que todo está interconectado y todo tiene una función. En ocasiones, cuando nos sentimos débiles y desamparados, podemos reaccionar con violencia o desconfianza frente a los demás. Pero si aprendemos a tener más fe en nosotros y los otros, sin duda recibiremos más ayuda y más amor del que creemos. Este remedio es especialmente útil para las personas mayores, que sienten estar perdiendo sus facultades y que pueden encontrar más paz interior y más apertura a los demás gracias a él. [49]

Moschus

El almizclero (*Moschus* mischiferus) es un ciervo que vive en zonas de Asia Central y Oriental, así como en Siberia. Los machos poseen unas glándulas que secretan una sustancia de fuerte olor (almizcle) que atrae a las hembras y que se utiliza ampliamente en perfumería. El almizcle es la cepa que da origen al remedio *Moschus*.

Cuerpo físico

Este remedio cursa con afecciones físicas muy concretas, que se relacionan siempre con estallidos histéricos o sus consecuencias. Es apropiado para los casos en que existen contracciones espasmódicas en el cuerpo, sensación de falta de aire u opresión en el pecho, siempre relacionados con un estado de alteración nerviosa notable. La persona *Moschus* suele tener la sensación de poseer una bola en la garganta, que le impide respirar o tragar con comodidad.

Plano psico-emocional

Moschus es un remedio excelente en el tratamiento de los casos de histeria. La persona que requiere este remedio suele tener un humor muy cambiante, con tendencia a la excitabilidad. En los casos agudos, se alternan los gritos iracundos con una risa estentórea. Cuando se enfada, cosa que sucede con bastante frecuencia, expresa sus sentimientos de un modo exagerado, que parece más teatral que real. En realidad, toda su parafernalia no es sino una forma de esconder otros sentimientos más profundos, probablemente relacionados con una gran sensación de debilidad y desvalimiento. Son personas de gran apetito sexual, que tienen miedo a la enfermedad y que en casos graves, pierden el conocimiento con cierta facilidad.

Efectos positivos

Los comportamientos histéricos suelen ser muy llamativos, pues junto a su extremada violencia, esconden una gran carga teatral y simbólica. Quien se enfada hasta el punto de perder el control por hechos que generalmente son nimios, demuestra un grado de desequilibrio interior ciertamente preocupante. La histeria es un trastorno raro en nuestros días, aunque muy común en el pasado. Se relaciona con una enorme frustración interior que explota de modo incontrolado ante situaciones que la persona percibe como críticas. Desde el punto de vista homeopático, la sensación de haber tragado muchas cosas durante demasiado tiempo, tiene que dar paso a una paulatina liberación de los impulsos reprimidos. *Moschus* permite que esas emociones salgan poco a poco, que emerjan hacia la conciencia de manera que podamos entenderlas y hacernos cargo de ellas de un modo seguro. *Moschus* es un remedio excelente para aquellos que han sufrido la represión y que desean dejar de hacerse daño y de hacérselo a sus semejantes con su histeria. [50]

Muriaticum acidum

Este remedio se elabora a partir de ácido clorhídrico, diluido y potentizado siguiendo las normas básicas de la farmacopea homeopática. El ácido clorhídrico es una sustancia compuesta de cloro e hidrógeno que resulta muy corrosiva en su estado natural, pero totalmente segura en dilución.

<u>Cuerpo físico</u>

La persona *Muriaticum acidum* padece de ineficacia intestinal, con estreñimiento crónico. Esta persona tiene el hábito de presionarse el abdomen con frecuencia. Siente sequedad bucal, con mucho calor y la necesidad de estar destapada en la cama. En la piel pueden surgir úlceras.

<u>Plano psico-emocional</u>

Muriaticum acidum es el remedio para aquellos cuyo cansancio físico acaba por perjudicar al funcionamiento de su mente. Son personas que viven postradas, que no pueden levantarse de la cama y que necesitan dormir mucho. Su mente está nublada y entristecida, pues sienten que van a enfermar de un momento a otro.

<u>Efectos positivos</u>

Este remedio permite a las personas agotadas recuperar las ganas de rendir, de hacer cosas que les hagan salir de su indiferencia y hastío. Es un remedio que actúa más en el plano físico que en el psíquico, pero que aporta la energía necesaria para que el optimismo vuelva a instaurarse en nuestra vida. Un cuerpo sano y lleno de energía trae también salud y vitalidad a la mente. [51]

Natrum carbonicum

El carbonato de sodio, la sal sódica del ácido carbónico, es una sustancia incolora o amarillenta que sirve de base a este remedio.

<u>Cuerpo físico</u>

La persona *Natrum carbonicum* suele padecer una marcada intolerancia hacia la leche, que se traduce en grandes problemas gástricos tras el consumo de este alimento. En general, este remedio se asocia con muchos problemas del aparato digestivo, tales como acidez, gases estomacales y sensación de hambre nocturna. Cuando han de hacer algún esfuerzo mental, estas personas sienten que les duele la cabeza. Tienen también una gran debilidad en los tobillos. Son frioleros, y sin embargo se agravan de sus síntomas por el calor y con la exposición al sol.

Plano psico-emocional

Este remedio, como todos los del grupo Natrum, se relaciona con los casos de depresión nerviosa. En este caso concreto, la persona *Natrum carbonicum* suele tener una aguda percepción del sonido. Se sobresalta con mucha facilidad ante cualquier ruido inesperado, o bien cuando alguien le habla desde atrás. La música les conmueve profundamente, y cuando escuchan algún tema romántico, no pueden evitar las lágrimas. Son personas que han padecido grandes pérdidas a lo largo de su existencia y tienen por ello un profundo dolor. Desean estar solas, aunque cara al exterior se muestren complacientes. El trabajo intelectual parece no estar hecho para ellas, pues se sienten aturdidas y son incapaces de concentrarse.

Efectos positivos

El remedio *Natrum carbonicum* nos ayudará a despejar la hipersensibilidad que en muchas ocasiones amenaza nuestra estabilidad psíquica. Libera los sentimientos de temor, así como la profunda tristeza que nos embarga en algunos momentos difíciles de la existencia. Este remedio es ideal para quienes están demasiado pendientes de su dolor interior, pensando que lo que viene de fuera es sólo una molestia. Nos ayuda a abrirnos y a buscar consuelo y apoyo en quienes pueden ofrecérnoslo. [52]

Natrum muriaticum

Bajo el nombre latino de *Natrum muriaticum* se esconde una sustancia que podemos encontrar fácilmente en nuestra vida cotidiana, la sal común. En la naturaleza la podemos hallar en la forma de sal gema (sal de tierra) y sal marina.

Cuerpo físico

En la persona *Natrum muriaticum* suele haber un antes y un después que sigue a algún tipo de decepción vital. Estos individuos pierden peso con facilidad, sufren por causa del frío y tienen un aspecto enfermizo, aunque pueden engordar en caderas y muslos. Padecen problemas visuales y quizá han sufrido alguna enfermedad debilitante. En la actualidad tienen un gran apetito acompañado del deseo de consumir sal y productos amargos. Además, sus digestiones son lentas y pesadas.

Plano psico-emocional

El remedio *Natrum muriaticum* es uno de los más importantes de la farmacopea homeopática dentro el plano psico-emocional. Es adecuado para todos los casos en los que existe un gran rencor, una sensación de odio y de pena rabiosa que llena nuestra conciencia. La persona *Natrum muriaticum* está herida por sucesos que han acontecido en su vida y que percibe como portadores de un gran dolor. Son personas deprimidas, de mirada sombría, que lloran con gran facilidad. Se sienten enfadados y nutren su mente de deseos de venganza que nunca llevan a término. Si alguien intenta consolarles, declinan la ayuda. Estas personas tienen miedo a la oscuridad y a los ladrones. Sueñan que les roban, y con frecuencia sufren importantes pérdidas de memoria. Es un gran remedio para el duelo y para todos los casos en que alguien siente que le han robado algo muy importante en su existencia, sobre todo si este sentimiento va acompañado de rabia.

Efectos positivos

La enseñanza de *Natrum muriaticum* es que debemos aprender a cerrar las viejas heridas que aún nos hacen sufrir. Hay un tiempo en que el dolor es intenso, pero también debe haber un tiempo para salir de ese dolor y comenzar a vivir con plenitud. La ira, el deseo de venganza, son sentimientos que no conducen a nada, que sólo nos hacen daño, y de los que podemos liberarnos gracias a *Natrum muriaticum*. Cuando nuestro corazón está libre de esas emociones negativas, cuando estamos limpios de odio, es cuando de verdad sentimos que podemos amar y ser amados en plenitud. Lo que se ha ido, lo que hemos perdido, o nos robaron, ya no está. Ahora es tiempo de llenarnos con nuevas esperanzas. [53]

Natrum Sulphuricum

El sulfato de sodio es una sustancia que se encuentra en la naturaleza con la forma del mineral chenordita.

Cuerpo físico

Este remedio describe a una persona corpulenta, con mucha grasa corporal y celulitis. Suelen tener problemas asmáticos y soportan mal la humedad. Generalmente se asocia con problemas en el hígado y la vesícula biliar.

Plano psico-emocional

Como todos los Natrum, existe también aquí un sentimiento deprimido, que se une a una gran sensación de hastío vital. Estas personas están aburridas de vivir y piensan constantemente en el suicidio. Son personas sensibles, que se despiertan de muy mal humor por la mañana. Desean que sus caprichos sean satisfechos y se quejan si no es así. Como *Natrum carbonicum* es muy sensible a la música, aunque en el presente remedio, la tristeza y la desgana son aún más profundas. Por otro lado, es muy útil para ayudar en la recuperación tras algún tipo de traumatismo craneal, y para aquellos que se sienten confusos después de un accidente.

Efectos positivos

Natrum Sulphuricum es una excelente ayuda para todos aquellos que viven bajo una tristeza muy profunda y desoladora. Con este remedio se puede devolver al alma el sentimiento de que la vida merece la pena y de que hay que seguir luchando hasta el final, pues la batalla nunca está perdida. Este Natrum nos trae el mensaje de que vivir merece la pena y de que la existencia es un don del que no nos podemos desprender por nuestro capricho. Hay lecciones que aprender y muchos instantes para disfrutar, y están ahí, a la vuelta de la esquina. [54]

Nitricum acidum

El ácido nítrico es una sustancia incolora y líquida que se obtiene en laboratorio, ya que en la naturaleza sólo se puede hallar en forma de sales. Esta sustancia pura es la base a partir de la cual se obtiene el medicamento homeopático.

Cuerpo físico

La persona *Nitricum acidum* suele padecer problemas en las encías y en la mucosa bucal, con grietas y heridas en la comisura de los labios, lengua, nariz, vagina o ano. Estas heridas se pueden infectar con cierta facilidad, o bien emitir sangre o secreciones. A la hora de orinar padecen un dolor quemante, y la orina se presenta turbia o sanguinolenta. Hay dolores de cabeza pulsantes que dan la sensación de tener una astilla clavada en el cráneo. Una característica peculiar de este remedio es que es especialmente útil para las personas de piel más oscura.

Plano psico-emocional

La característica principal de este remedio es la preocupación acerca de uno mismo. Las personas que lo requieren, tienden a ser demasiado críticas con los demás, pero es porque se sienten mejores que aquellos que les rodean. Son seres descontentos, que pueden quejarse de un modo violento. Caen con demasiada facilidad en el enfado cuando las cosas no salen como ellos esperaban. Suelen tener sueños plagados de crímenes, y están capacitados para realizar tareas mentales complejas, pero les disgusta pararse a pensar en sus problemas.

Efectos positivos

El ácido nítrico homeopático ayuda a despertar el sentimiento de humildad en nuestro interior. La humildad no es sólo un recurso que nos sirve para estar mejor con las personas que nos rodean, comprendiendo nuestros límites y aceptándolos; la humildad es también una forma de experimentar la existencia, sabiendo que somos poderosos, pero también pequeños frente a las inmensas fuerzas que rigen nuestra vida. Aprender a aceptar los fracasos o los errores es un paso muy importante en nuestro desarrollo como personas, que nos trae más paz interior, y también mayor energía para afrontar los retos del futuro. [55]

Nux moschata

La nuez moscada es el fruto del árbol moscadero (*Myristica fragans*) que crece en zonas tropicales. Este fruto se ha empleado desde antiguo como condimento. Las nueces secas son el origen del remedio medicinal, y contienen gran cantidad de sustancias aromáticas, como el pineno o el canfeno.

Cuerpo físico

En el plano físico, este remedio se asocia a muchos problemas estomacales, sobre todo con dolores cólicos en la región abdominal. Hay repugnancia a alimentos concretos, que provocan vómitos, así como estreñimiento y diarreas alternados.

Plano psico-emocional

Este remedio es apropiado para aquellos que han consumido drogas durante un tiempo prolongado. Viven en la confusión, sin saber lo que deben hacer en cada momento. Tienen mucho sueño y pueden sufrir accidentes laborales o de tráfico porque caen dormidos a la menor oportunidad (narcolepsia). En muchas ocasiones tendrán dudas acerca de si lo que han soñado fue real o no.

Efectos positivos

Entre los remedios que han demostrado su eficacia en la recuperación de las adicciones, *Nux moschata* tiene la habilidad de ayudarnos a encontrar más claridad mental. Muchas veces, las personas sufren secuelas tras el consumo de estupefacientes, secuelas como la somnolencia o la confusión mental. Este remedio es apropiado para estas personas, así como para aquellos que necesitan diferenciar sus sueños de la realidad. [56]

Nux vomica

La nuez vómica es una planta que se halla en Asia, Camerún y el norte de Australia. De este vegetal (*Strychnos nux-vomica*) se aprovechan las semillas maduras y secas. Estas semillas contienen alcaloides venenosos como la estricnina, que son inocuos después de sufrir la dilución homeopática.

Cuerpo físico

Las personas *Nux vomica* son frioleras. Se sienten muy mal por la mañana, especialmente si se han excedido con el alcohol la noche anterior, con estupefacción, aversión a la luz y a los sonidos fuertes. Sienten gran atracción por el tabaco, el alcohol, las grasas y los alimentos muy condimentados. Estas sustancias les provocan ardor de estómago, digestión pesada y regurgitación de alimentos, pero no por ello dejan de consumirlas. Tienen un permanente sabor amargo en la boca. Su apetito sexual es elevado, pero su rendimiento es escaso. Las mujeres padecen reglas abundantes y anticipadas. Físicamente, este remedio es muy útil para personas de tez morena, constitución delgada y temperamento nervioso y colérico.

Plano psico-emocional

Nux vomica es uno de los mejores remedios para los casos de ira y enfado que padecen muchas personas. Quien se siente ofendido con facilidad, con grandes deseos de insultar o calumniar a sus enemigos, es apto para tomar este remedio. Estas personas aman el orden y pueden llegar a la obsesión en este aspecto. A veces beben en exceso, o toman drogas que les hacen comportarse de modo agresivo. Son seres que desean la soledad, que temen lo que pueda ocurrirles en un futuro y que rechazan totalmente ser contradichos por los demás. En situaciones de mando son despóticos. Les gusta trabajar hasta el exceso, pues en sus ocupaciones encuentran un medio para calmar su ansiedad interna. Este es uno de los remedios homeopáticos para los celos y resulta excelente en aquellos que beben o trabajan en exceso.

Efectos positivos

La ira es uno de los sentimientos más difíciles de manejar, pues nace de profundas heridas que, lejos de cerrarse, siguen supurando su dolor. *Nux vomica* es un remedio que nos permite encontrar la paz interior que hemos perdido. Este remedio nos aleja de algunas conductas que pretenden esclavizarnos, y nos ayuda a ver con claridad el origen de nuestro enfado. De este modo, podremos manejar nuestros sentimientos con más pericia, siendo capaces de abrirnos a una existencia más pacífica. El auténtico significado del perdón consiste en amar a nuestros semejantes, por difícil que eso resulte a veces. *Nux vomica* nos ayudará en ese complicado, pero hermoso empeño. [57]

Opium

El opio es una sustancia que se obtiene practicando incisiones en las cápsulas verdes de la amapola adormidera (*Papaver somniferum*). Es un jugo blanco, que al secarse se transforma en gotas de color pardo oscuro. Esta sustancia contiene gran cantidad de alcaloides, entre los que destaca la morfina y la codeína. El primero provoca somnolencia y alucinaciones, mientras que el segundo se emplea en la producción de jarabes contra la tos. El opio es una sustancia prohibida por su evidente uso como droga nociva, pero el medicamento homeopático, en sus diluciones más altas se puede encontrar en las buenas farmacias homeopáticas y carece de todo riesgo, pues no contiene los citados alcaloides.

Cuerpo físico

En el cuerpo físico, este remedio se asocia con estados convulsivos y temblores. Se alternan el estreñimiento con las diarreas, así como la retención de orina. Una característica muy destacable del remedio *Opium* es la ausencia de dolor físico, incluso cuando se producen heridas o contusiones de importancia.

Plano psico-emocional

Este remedio es muy útil para aquellos que se están recuperando tras un período de consumo de sustancias opiáceas, como la heroína. En general, se aplica a todos aquellos que presentan gran indiferencia ante todo lo que les rodea. Son personas que quieren dormir constantemente y que parecen ser insensibles ante el dolor físico o emocional. En ocasiones, sus delirios les hacen caer en la violencia, con gran necesidad de hablar y sobre todo de mentir. Por la noche sufren insomnio, seguido por un sueño profundo del que cuesta despertarles. Sus sueños son vivos, y en ocasiones están poblados de los mismos animales que les causan pavor estando despiertos. Es un buen remedio para todos aquellos que intentan huir de su realidad inmediata.

Efectos positivos

Al igual que *Nux moschata* y Avena, *Opium* es un remedio que nos ayuda a eliminar las secuelas que el consumo de drogas deja en el organismo. En este caso, este remedio nos ayuda a eliminar la indiferencia de nuestra vida. Con su auxilio, podemos volver a interesarnos por nuestra propia salud y por el bienestar de nuestros seres queridos. Este remedio nos obliga a despertar ante la realidad que nos rodea, que a veces puede ser dolorosa, pero que en cualquier caso merece ser vivida conscientemente. [58]

Palladium

El paladio es un elemento químico metálico que pertenece al grupo del platino. Es una sustancia muy escasa en la naturaleza. En homeopatía se emplea el metal puro como base para la realización del remedio *Palladium*.

Cuerpo físico

Este remedio femenino se relaciona en el cuerpo físico con problemas de ovarios. Existe dolor que cubre el área desde el ombligo hasta la pelvis, especialmente en la zona de los intestinos. Puede estar relacionado con problemas uterinos y menstruación abundante y dificultosa.

Plano psico-emocional

La persona *Palladium* vive muy preocupada por la opinión que los demás tienen sobre ella. Es una mujer orgullosa, que gusta de vestir las mejores ropas y de amueblar su hogar con gusto. Pero como siempre tiene la sensación de no llegar a tener todo lo que merece, constantemente se justifica ante los demás por la poca calidad de lo que posee. Cuando están en compañía de otras personas se mantienen altivas, fascinantes, pero al retornar a la soledad, se vienen abajo y lloran a escondidas. Son seres que desean recibir la aprobación de los demás, pero que cuando no son tratados como creen merecer, se enfurecen e insultan a los otros.

Efectos positivos

Una persona no puede medir su mérito personal por el valor de los objetos que atesora. Quien cae en ese error, siempre estará a merced de elementos contingentes que van y vienen, pero no de sus auténticas cualidades interiores. *Palladium* nos trae una energía que permite descubrir el valor de la verdadera autoestima, que no está relacionada con un falso orgullo, ni con ninguna posesión material, sino con la correcta apreciación de quiénes somos. Este remedio es excelente para aquellas personas que caen con facilidad en el materialismo exacerbado. [59]

Phosphoricum acidum

El ácido fosfórico puro es la sustancia cristalina e incolora que sirve de base a esta sustancia homeopática. En nuestro organismo, esta sustancia forma parte de la composición de los ácidos nucleicos (DNA). Este ácido se emplea en la industria alimentaria y farmacéutica.

Cuerpo físico

El ácido fosfórico homeopático es apropiado para aquellos que sienten debilidad en la espalda y los miembros, siendo incapaces de llevar cualquier carga. Estas personas tienen serios problemas sexuales, ya que sus órganos genitales están bastante debilitados. Los hombres pueden padecer episodios de impotencia, y las mujeres pueden sentir que el acto sexual no les proporciona ningún placer. Tanto hombres como mujeres suelen sentirse exhaustos y muy descontentos tras hacer el amor. Tienen gran necesidad de orinar, aunque se sienten cansados después de la micción. Las mujeres pueden padecer una menstruación excesiva y debilitante. Los síntomas empeoran por la noche y con el frío. Mejoran con el calor.

Plano psico-emocional

La persona que requiere este remedio suele padecer un gran debilitamiento de su mente causado por problemas de salud, o bien por algún fracaso emocional o laboral. Pierden la memoria con gran facilidad y prefieren no hablar cuando se les invita a ello. Cuando se les efectúa alguna pregunta, contestan muy despacio, sin mostrar gran interés por la reacción de su interlocutor. Son personas que padecen una gran somnolencia a lo largo del día y la noche, pero que a partir de la medianoche sufrirán episodios de insomnio.

Efectos positivos

El ácido fosfórico homeopático ayuda a recuperarse de los estados de agotamiento, y es eficaz para aquellas personas que padecen la desazón que sigue a una caída grave. Sus efectos procuran un estado de ánimo más equilibrado y una capacidad mental incrementada, con mayor velocidad de respuesta y reflejos más aguzados. [60]

Phosphorus

El fósforo se encuentra en la naturaleza en forma de minerales como el apatito, la fosforita o en forma de guano. Es una sustancia que forma parte de la constitución orgánica de los seres vivos. En homeopatía se emplea una de sus formas de presentación, el fósforo amarillo.

Cuerpo físico

Phosphorus actúa sobre el plano físico produciendo calor, sobre todo en la cabeza. Este remedio es útil para personas propensas a las cefaleas, con sensación de peso en la región occipital. Son individuos que padecen una sed intensa, por causa del ardor que sufren en su cuerpo, presentan un aspecto delgado y débil, con tendencia a las hemorragias.

Plano psico-emocional

Phosphorus es el remedio para aquellas personas que sienten un intenso miedo a la soledad. Son seres apasionados, emotivos, que saben dar mucho de sí a los demás. Suelen ser vehementes y se involucran muy profundamente con los problemas e ilusiones de aquellos que aman. En sus momentos buenos, son personas optimistas, que hacen mucho más de lo que está en su mano. Pero en los malos momentos sienten mucho miedo hacia la enfermedad. Si escuchan los síntomas de cualquier mal, enseguida empiezan a sentirlos en su cuerpo. Piensan que cualquier desgracia ajena les puede suceder a ellos, y de este modo van alternando la excitación con la depresión. Son personas de libido exaltada, que ofrecen su amor con generosidad, pero que esperan también una respuesta del mismo calibre. Una característica fundamental de este remedio es que la persona *Phosphorus* tiene un temor muy grande a las tormentas acompañadas de rayos, que le hacen sufrir episodios de terror.

Efectos positivos

Aunque es muy positivo estar en contacto con los demás y ser sensibles a todo lo que sucede a nuestro alrededor, no cabe duda de que esa sensibilidad ha de tener un límite. Aquellos que se sienten a merced de las circunstancias, que no pueden evitar estar muy pendientes de todo lo que sucede, tienen en *Phosphorus* un remedio muy apropiado para ellos. *Phosphorus* permite encontrar un espacio personal de paz y serenidad, en el cual somos quienes queremos ser. Este remedio nos individualiza y nos da la posibilidad de estar a gusto con nosotros mismos, calmando los temores y abriéndonos a la confianza. Somos seres individuales, aunque vivamos en sociedad, y debemos ser fieles a esa parte de nuestra naturaleza que reclama su espacio propio y que se respeten sus límites. [61]

Platina

El platino es un metal pesado, de color gris plateado y brillante. En la naturaleza se encuentra en estado puro, siendo un producto muy escaso y valioso.

Cuerpo físico

Platina es un remedio apropiado para personas con dolores genitales, que sufren mucho al hacer el amor, hasta el punto de desmayarse. Cursa también con cefaleas periódicas. Mejora paseando al aire libre y por el movimiento. Empeora descansando y por el contacto con otras personas.

Plano psico-emocional

Este es uno de los remedios homeopáticos más importantes para el tratamiento de los casos de orgullo. Las personas *Platina* son altaneras, se jactan de sus muchos méritos y tienden a comportarse de manera exageradamente frívola. Tienen delirios de grandeza, y siempre se imaginan que están en una posición social muy superior a la que realmente ocupan. Cuando tratan a individuos de rango social inferior, suelen avasallarles. *Platina* es un remedio femenino, en el que la mujer tiende a despreciar a otras mujeres a las que percibe como inferiores, incluyendo a sus propias hijas. Son personas religiosas, que creen tener un contacto directo con la divinidad. Sienten grandes apetitos sexuales, pero les cuesta satisfacerlos, pues su orgullo les impide relacionarse con los hombres de igual a igual.

Efectos positivos

Platina nos devuelve el sentimiento de la humildad, aprendiendo a ver lo que de verdad somos. El orgullo no es al fin más que una sobrecompensación de una autoestima demasiado baja. Cuando regresamos a la autoestima y aprendemos a apreciar todas aquellas cualidades que de verdad son nuestras, todo el orgullo desaparece, se disuelve. *Platina* nos ayuda a tratar a los demás como iguales, con el respeto y con la consideración que merecen. Los resultados de esta sana actitud nos ayudarán a sentirnos muy a gusto con la vida y mejorarán notablemente nuestras relaciones. [62]

Psorinum

Este nosode se elabora a partir de la sustancia interna de las vesículas de herpes debidamente desvitalizadas y diluidas.

Cuerpo físico

Las enfermedades físicas de *Psorinum* se dan por ciclos, con frecuentes recaídas. Las convalecencias son especialmente largas, con extensos períodos en los que hay que permanecer en cama. *Psorinum* es muy friolero, pálido y quizá cuida muy poco su higiene personal. El sudor de estas personas tiene un olor ofensivo, y en ocasiones padecen importantes enfermedades de la piel, así como el ataque de parásitos (piojos, pulgas o sarna).

Plano psico-emocional

En el terreno psíquico, *Psorinum* es un buen remedio para aquellos que padecen una profunda depresión nerviosa. Tienen sentimientos de inferioridad con respecto a otras personas y ven el futuro con extremado pesimismo. Temen el fracaso y no quieren arriesgarse. Son individuos cuya profunda tristeza les obliga a estar en cama, ya que están convencidos de que sus males no tendrán cura. Duermen mal, pues el calor de la cama les molesta, aunque no sean capaces de levantarse. Como *Phosphorus*, este remedio siente mucha hambre por la noche.

Efectos positivos

El optimismo es una cualidad que todos necesitamos para poder desarrollar los sueños que queremos hacer realidad en nuestra existencia. Si nos empeñamos en verlo todo negro, en esconder la cabeza ante los retos, nunca podremos dar un paso adelante. Afortunadamente, la Homeopatía nos regala remedios como *Psorinum*, que permiten al deprimido, al acobardado, al triste, levantar la mirada y dirigirse con confianza hacia su futuro. Quien se arriesga puede perder, pero mayor es la pérdida que se produce cuando no se intenta lo que se desea. *Psorinum* es un remedio extraordinario, muy potente y eficaz. Uno de los más importantes de toda la farmacopea. [63]

Pulsatilla

La *Pulsatilla* menor (*Pulsatilla pratensis*) es una planta europea que se aprovecha homeopáticamente en el momento de su floración. Contiene algunos alcaloides y ácidos.

Cuerpo físico

El remedio *Pulsatilla* se muestra en el plano físico a través de dolores de cabeza de tipo congestivo, que mejoran al aire libre y empeoran en habitaciones calientes. Hay problemas en los párpados, con orzuelos o la sensación de tener arena dentro. Cuando se acuestan sobre el lado del corazón, hay palpitaciones. Se tiene la boca seca, aunque sin sed y con sensación de amargor. Estas personas pueden sufrir congestiones venosas en las piernas (varices).

Plano psico-emocional

Este importante remedio homeopático se suele aplicar a personas jóvenes, especialmente mujeres. Son seres de aspecto aniñado y tierno, que tienen una forma de expresarse muy dulce. Se avergüenzan con facilidad, lo que les lleva a ruborizarse. Temen a la noche y a la oscuridad. En el fondo de su corazón, estas personas buscan el amor de todos aquellos que están a su alrededor, y a veces están divididas entre dos amores. Sufren mucho, pues su sensibilidad es extremada, y viven su tristeza en silencio. Cuando alguien intenta consolarlas, reaccionan favorablemente, pero cambian de humor de un modo sorprendente para los demás. Son seres muy apegados a los suyos, pero que padecen por miedo al sexo contrario, que a la vez que les atrae, les repele. *Pulsatilla* es un excelente remedio para las decepciones sentimentales de las mujeres jóvenes. Es similar a *Ignatia*, sólo que este último remedio se aplica a personas sofisticadas, que además no soportan bien el consuelo, mientras que *Pulsatilla* es más ingenua y receptiva.

Efectos positivos

Pulsatilla es un remedio que nos ayuda a encontrar una mayor seguridad emocional. Quienes sufren por un amor no correspondido, por una decepción amorosa o por su propia timidez, tienen en *Pulsatilla* una solución muy apropiada. Es útil para arreglar los problemas emocionales de las mujeres jóvenes, otorgándoles la madurez y la seguridad en sí mismas que necesitan para poder desarrollar su afectividad de un modo positivo para ellas. La autoestima y la capacidad de amar se ven muy favorecidas con este extraordinario remedio. [64]

Rhus toxicodendron

El zumaque venenoso (*Rhus toxicodendron*) es una planta originaria de América del Norte. Los brotes y las hojas frescas se aprovechan para la elaboración del medicamento homeopático.

Cuerpo físico

Rhus toxicodendron es un remedio que se asocia con el reumatismo articular, tanto agudo como crónico. Estas personas tienden a sufrir contracturas en la nuca o dolor de espalda, especialmente en la zona lumbar. También pueden padecer problemas gástricos importantes.

Plano psico-emocional

Este remedio es muy útil en el tratamiento de ciertos tipos de ansiedad. Es apropiado para aquellas personas que no pueden dormir porque tienen muchos miedos de origen irracional. Piensan que alguien les va a envenenar, o que alguna persona les ha hecho un conjuro que acabará con su vida o con su felicidad. Son presa fácil de algunos pseudo-magos que pretenden hacer contrahechizos a cambio de sustanciosas sumas de dinero. No se dan cuenta de que el auténtico mal está en su propio interior. Quieren estar solos y lloran pensando en el futuro. Estas personas se hacen mucho daño a sí mismos en su incapacidad de ver los problemas que tienen en su corazón.

Efectos positivos

Nadie nos puede hacer daño si nosotros no le damos oportunidad, y si hay una enseñanza profunda en este remedio, sin duda es ésta. Mientras busquemos el equilibrio interior, mientras estemos en paz con nosotros mismos y con la parte oscura que todos tenemos, podremos manejar el dolor y el temor. Si necesitamos este remedio es porque los problemas surgen del interior, y *Rhus toxicodendron* nos permitirá descubrirlos y tratarlos del modo más oportuno. Este es un excelente remedio para las almas torturadas. [65]

Selenium

El selenio (Se) es un elemento químico que se encuentra combinado con mercurio, cobre, plomo o plata en la naturaleza. Es una sustancia de gran importancia para la vida humana, ya que forma parte de diversos enzimas que intervienen en nuestro metabolismo.

Cuerpo físico

La persona *Selenium* sufre un gran agotamiento físico, que se expresa en su aspecto externo: apagado, con ganas de acostarse y dormir. Este remedio se asocia a enfermedades de la piel y el cabello. La piel puede sufrir acné, dermatitis, aparición de pequeñas ampollas y problemas en las uñas, que se vuelven frágiles y quebradizas. El cabello, por su parte, se cae con gran facilidad. Una característica de estas personas es que se quedan sin voz cuando tienen que hablar un poco más de lo que es normal en ellos, y sobre todo, hacia el final del día. Todos los síntomas se agravan al estar acostado, así como tras ingerir té o bebidas alcohólicas.

Plano psico-emocional

Al agotamiento físico de *Selenium* se une un gran cansancio mental, que afecta a la capacidad de memoria. El sueño de estas personas está poblado de fantasías sexuales que provocan una excitación agotadora. Los hombres, especialmente, tienen dificultad para llevar una vida sexual satisfactoria, pues sufren de dolor en sus genitales. El cansancio tiende a volver irritables a estas personas.

Efectos positivos

El remedio *Selenium* nos ayuda a despertar la mente, pero sin que ésta se vuelva hiperexcitable. Este remedio equilibra nuestras emociones, dejando de lado todos los excesos que hayamos cometido en el pasado. *Selenium* aporta paz y un ánimo más amoroso y tranquilo. Es eficaz para aquellas que han sustituido el amor por el sexo, ayudándoles a recuperar sus sentimientos y afectividad. [66]

Sepia

La *Sepia* (*Sepia officinalis*) es un molusco que vive en aguas costeras de los océanos templados y cálidos, especialmente en el mar Mediterráneo. Para producir el medicamento se utiliza el contenido de la bolsa de tinta que estos animales utilizan para camuflarse en su entorno natural. Esta bolsa contiene sustancias orgánicas e inorgánicas, entre las que destaca la melanina.

Cuerpo físico

Este remedio femenino se aplica a mujeres con problemas en los intestinos, especialmente estreñimiento y hemorroides. Los ciclos menstruales son excesivamente largos y la regla escasa. En algunos momentos, acompañada de flujo irritante. Es propio de mujeres delgadas, esbeltas, con tez pálida, aspecto apático, y en algunos casos, de apariencia asexuada.

Plano psico-emocional

Sepia es otro de los remedios importantes en el plano psíquico, que se emplea en aquellas personas (especialmente mujeres) que sienten un gran bloqueo en sus emociones. Son seres que parecen incapaces de dar y recibir cariño. Cuando alguien se acerca a ellas, evitan el contacto físico, e incluso la proximidad. Estas mujeres pueden sentir un gran desprecio por los hombres, en especial por los que tienen más cerca, y tienden a alejarse de ellos. En el fondo de su corazón, son personas tristes, que ven la vida con pesimismo y que se sienten traicionadas por aquellos que amaban. No soportan el consuelo y buscan la soledad, pues todo lo que viene de los demás despierta su susceptibilidad. Por supuesto, rechazan las relaciones íntimas, y si acceden a ellas, no son capaces de disfrutarlas. En los momentos más duros, se descuidan, pero en general tienden a mostrar un aspecto poco atractivo al sexo opuesto, para así evitar llamar la atención.

Efectos positivos

Este valioso remedio abre el corazón de aquellas personas que se sienten indiferentes hacia los demás. El amor es un don del que no podemos prescindir, y el hecho de que hayamos sufrido en el pasado no es excusa para que nos retiremos del mundo sentimental. Gracias a *Sepia*, la persona recupera la sana dosis de coquetería que es consustancial a cualquier ser humano. Este remedio es excepcionalmente bueno a la hora de recuperar el deseo de amar, de gustar a los demás. Las emociones se desbloquean, el corazón se abre, y nos permite disfrutar de los mejores sentimientos que podemos desarrollar. [67]

Silicea

El ácido silícico se produce a partir del elemento silicio (Si). Este elemento químico forma la cuarta parte de la composición química de la Tierra, siendo una de las sustancias más comunes de nuestro planeta.

Cuerpo físico

Este remedio describe a una persona delgada, de aspecto enfermizo, pálido y friolero hasta el extremo. Son personas que asimilan mal los alimentos, con poco apetito y mucha sed. Padecen dolores neurálgicos en la cara o los dientes, y tienden a supurar en diversas zonas del cuerpo.

Plano psico-emocional

Silicea es una persona muy tímida, que tiene problemas para relacionarse con las personas de su entorno. Es un individuo observador y con grandes cualidades personales, pero sus miedos inconscientes le hacen vivir en un segundo plano. Piensa mucho en lo que puede sucederle y tiene miedo a cometer errores que comprometan su futuro. Realmente, es una persona eficaz en su trabajo, pero tiende a creer que no vale para nada. Generalmente son personas que han vivido la separación de sus padres a edad temprana y que tienen una vivencia muy dolorosa de esos momentos, que les dificulta el tener una vida familiar sana. En su niñez, pudo padecer episodios de sonambulismo, que se repiten en los momentos más críticos de su vida adulta. Empeora cuando alguien quiere consolarle, pero siente terror ante la idea del abandono. Una característica peculiar de este remedio es el miedo a los objetos punzantes, en especial a las agujas y alfileres.

Efectos positivos

La confianza en uno mismo es una de las cualidades que nos permite desarrollar este remedio. *Silicea* existe para todos aquellos que han padecido en el pasado y que por ese motivo han perdido la capacidad de creer en sí mismos. Necesitan recuperar la fe, comprender que son seres valiosos. Las personas de su entorno estarán dispuestas a atenderles cuando se atrevan a alzar su voz. *Silicea* es, en definitiva, uno de los mejores remedios para tratar la inseguridad personal, convirtiendo la baja autoestima en una correcta apreciación de uno mismo. [68]

Stannum

El estaño (Sn) es un metal relativamente escaso, maleable, de brillo argénteo y poco conductor de la electricidad. El mineral de estaño, es decir, su forma natural, se denomina casiterita, y está formado por estaño oxidado. En homeopatía se utiliza el metal puro.

Cuerpo físico

Este remedio tiene una casi exclusiva aplicación en el terreno físico. Se caracteriza por mostrar gran cansancio, generalmente provocado tras una época de trabajo intenso. Estas personas necesitan estar sentadas o acostadas, pues sus músculos apenas funcionan. Tienen problemas importantes en el aparato respiratorio, con sensación de tener algo dentro de los pulmones, o bien tos y expectoraciones.

Plano psico-emocional

El cansancio de Stannun provoca una gran depresión y apatía en la persona. Sus problemas físicos le provoca tristeza, con gran inclinación a llorar y con pérdida de interés en sus circunstancias presentes.

Efectos positivos

El remedio *Stannum* nos permite recuperar la energía física, y por tanto, a mejorar nuestra autoestima. Muchas veces, estar mal nos entristece, pero si podemos recuperar el cuerpo, la mente y el corazón estarán pronto dispuestos a proporcionarnos satisfacción. En los períodos de recuperación es importante complementar este remedio con una alimentación sana. [69]

Staphysagria

La estafisagria (*Delphinium staphisagria*) es una planta originaria del sur de Europa. Para elaborar el medicamento homeopático se aprovechan las semillas maduras desecadas, que contienen los alcaloides delfinina y estafisina. La planta es tóxica en su estado natural, pero inocua como medicamento homeopático.

Cuerpo físico

Staphysagria es un remedio apropiado para personas que tienen problemas genitales y urinarios, con gran sensibilidad de los órganos reproductores, acompañados de escozor y frecuentes ganas de orinar. Son personas que sienten comezón en la piel, que les impulsa a rascarse.

Plano psico-emocional

La persona *Staphysagria* es muy susceptible, y cree que toda palabra o gesto de los demás está dirigido contra ella. Se siente ofendida con mucha facilidad, así en sus contactos sociales cae en la excitación nerviosa. En algunos momentos de ira puede arrojar algún objeto contra otra persona, y seguramente tendrá problemas por su comportamiento en uno u otro momento de su vida. Son personas que tienen fuertes deseos eróticos, pero que huyen del sexo opuesto, pues lo temen. Al tiempo, valoran mucho cualquier gesto de cariño. Generalmente sufren de cansancio por efecto de una masturbación obsesiva. Al cansancio se une el hecho de que su mente está cerrada a nuevas ideas. Por este motivo, son extremadamente obstinados. En el fondo, son seres muy románticos y apasionados, que desearían que sus sueños se hicieran realidad por más fantasiosos que éstos sean. Pero cuando han de entrar en contacto con la realidad, se enfadan al ver que sus sueños no se cumplen.

Efectos positivos

Staphysagria nos ayuda a descubrir la bondad que habita en los demás. Todas las personas, incluso las peores, pueden tener un lado bueno si somos capaces de buscarlo y cultivarlo. Muchas veces, nuestra propia actitud es definitiva a la hora de obtener de los demás lo mejor o lo peor de sí mismos. En cualquier caso, la conducta confiada y tranquila que propone *Staphysagria* nos ayuda a estar más a gusto con nosotros mismos. No es bueno soñar con imposibles. Intentemos, mejor, hacer realidad nuestros sueños. [70]

Stramonium

El estramonio (*Datura Stramonium*) es una planta que se encuentra ampliamente extendida en varios continentes. La planta fresca, recogida a principios de su floración, contiene diversos alcaloides venenosos, tales como hiosciamina, escolopamina y atropina. Con esta planta, debidamente diluida, se produce el medicamento homeopático.

Cuerpo físico

El estramonio homeopático se relaciona con estados febriles y convulsos. Los ojos aparecen brillantes, con pupilas dilatadas, y la cara, enrojecida. Estas personas tienen una gran sequedad bucal, pero no toleran el agua. Sufren palpitaciones y movimientos desordenados.

Plano psico-emocional

Este remedio se emplea para aquellos estados psíquicos en que la persona experimenta fuertes delirios con agitación de los miembros, acompañados de fiebre y calor. En los casos agudos hay gran locuacidad, pero incoherente. En los casos menos agudos, este remedio es útil para aquellos que tienen terror, creyendo que su vida está bajo una seria amenaza. En muchas ocasiones, sus temores son el producto de alguna experiencia traumática, que efectivamente puso en peligro su integridad física. Estas personas tienen miedo a la soledad, y sobre todo, a la oscuridad. Los destellos de luz les ponen nerviosos. Duermen mal y cuando se despiertan, son incapaces de reconocer a sus seres queridos. Es un remedio excelente para los terrores nocturnos de los niños. A diferencia de *Belladona*, este remedio es más agudo y violento en su manifestación.

Efectos positivos

Stramonium nos devuelve la calma perdida tras a algún episodio traumático. Es útil para que volvamos a dormir en paz y sobre todo para que nuestra mente se aclare y aprenda a vivir en el mundo real. Este remedio calma el temor y lo convierte en confianza, nos ayuda a recuperar la sonrisa aún en los momentos más complicados. Es excelente para los niños que sufren pesadillas y miedos de todo tipo, pues les ayuda a encontrar la paz y a recuperar el sueño. Estos episodios de temor infantil suelen venir causados por problemas escolares o por dificultades emocionales en el seno de la familia, conflictos que les afectan muy profundamente aunque no sepan expresarlo con claridad, y que toman carta de naturaleza a la hora de ir a la cama. [71]

Sulphur

Este importante medicamento homeopático se elabora a partir de una sustancia muy común, el azufre. Este es un elemento químico que no sólo se emplea en la industria, sino que está presente en el organismo de todos los seres vivos. Sin ir más lejos, nuestro cuerpo contiene una cantidad media de unos 150 gramos de azufre, que forma parte de las proteínas y las hormonas que constituyen nuestro metabolismo. Para producir el medicamento *Sulphur*, los laboratorios homeopáticos trabajan a partir de azufre puro (S), que es disuelto y potentizado en la forma habitual.

Cuerpo físico

En el cuerpo, *Sulphur* cursa con sensaciones de ardor en la piel. Son personas que se resfrían con facilidad, que recaen en sus enfermedades y tienen una larga convalecencia. Suelen vivir una existencia sedentaria y tienen gran necesidad de consumir productos azucarados. Suplhur es una persona delgada y encorvada, que a veces presenta un aspecto sucio o descuidado aunque acabe de bañarse. Es sensible a los ruidos inesperados y a las luces fuertes. Sufre palpitaciones en la cama, así como entumecimiento de las piernas o los brazos.

Plano psico-emocional

El azufre homeopático es uno de los remedios más importantes en el plano mental. Es útil para aquellas personas que viven en su propio mundo intelectual. Son seres brillantes, llenos de ideas que constantemente quieren ofrecer a los demás. En ocasiones, su inteligencia les lleva a la arrogancia. Sus pensamientos son cíclicos, y tienden a desarrollar ideas fijas. Les preocupa mucho la moral y la filosofía. Cuando las cosas no van como esperan, se vuelven tristes e irritados, y tienden a la crítica. En especial, se mofan de aquellos que no son tan inteligentes como ellos. Esas personas son ansiosas, y su principal problema es que no son capaces de llevar a cabo todas las buenas ideas que pueblan su mente. Planifican mucho pero ejecutan poco. Estas personas duermen mal, ya que su mente no puede dejar de funcionar. En ocasiones se muestran indiferentes a los placeres externos, y se refugian en su propio universo mental.

Efectos positivos

Sulphur nos permite recuperar la vida sentimental en medio de todas nuestras ocupaciones mentales. Es un remedio fundamental para todos aquellos que viven en su mundo de ideas y necesitan volver a sentir el calor de las emociones humanas. *Sulphur* calma el torrente de pensamientos, nos ayuda a descubrir la sabiduría que se esconde en los demás, incluso en las personas que antes despreciábamos. Es el mejor remedio para encontrar nuestro corazón y para aprender a vivir de acuerdo a sus dictados. Con él aprendemos también a concluir nuestros proyectos, a dar una salida práctica y creativa a nuestra inspiración. Es un remedio fundamental para los intelectuales y los estudiosos. [72]

Syphilinum

Este nosode se extrae de llagas sifilíticas. Como en todos los nosodes, el material original es esterilizado y diluido, de modo que resulta completamente inocuo para la salud.

Cuerpo físico

El remedio *Syphilinum* siente afinidad por enfermedades de la piel, con úlceras y tejido necroso. Son personas que padecen o han padecido enfermedades de transmisión sexual, así como alopecia y cefaleas nocturnas.

Plano psico-emocional

Syphilinum es el remedio para aquellos que sienten que algún suceso de su vida les ha dejado sucios, contaminados. Son personas que arrastran un gran sentimiento de culpa, y que tienen la necesidad imperiosa de lavarse las manos constantemente, o de ducharse varias veces al día. Quizás les sucedió algo que les contaminó de verdad, o quizá sólo es una impresión psíquica que habita en su mente. En todo caso, sienten una gran indiferencia hacia sus amigos y lo pasan muy mal por la noche, pues es el momento en que se acrecientan sus miedos.

Efectos positivos

El remedio *Syphilinum* nos permite sentir la pureza que realmente habita en nuestro interior. Suceda lo que suceda en nuestra existencia, todos tenemos la oportunidad y el poder de conectar con nuestra luz interior, con la sensación de ser puros y de estar enteros. Hemos venido a aprender a este mundo, y si nos caemos, siempre tenemos la opción de levantarnos y seguir caminando. Independientemente de lo que haya sucedido en el pasado, nosotros tenemos la opción de mantener nuestro corazón limpio y de tener unas buenas intenciones hacia los demás seres humanos. Nadie nos puede robar esa cualidad, y gracias a remedios como éste, podemos recuperarla si sentimos que la hemos perdido. [73]

Tarentula hispanica

Las tarántulas (*Lycosa fasciiventris*) son arañas de mediano o gran tamaño que presentan dibujos de colores pardos, amarillentos o negros. Estos artrópodos viven en toda la región mediterránea, y se refugian en agujeros profundos en el suelo, de los que salen por la noche a cazar a sus presas. Para preparar el medicamento se emplea todo el animal (previamente muerto), que contiene una sustancia denominada aracnolisina.

Cuerpo físico

La persona Tarentula suele padecer problemas en sus órganos genitales, con sensación de ardor y excitación permanente que llega a ser dolorosa. Las mujeres sufren menstruaciones intensas. En algunos casos, puede haber rigidez de los músculos del cuello o la nuca.

Plano psico-emocional

El remedio Tarentula se emplea en los casos en que la ira se transforma en violencia física. Estas personas desean herir a sus rivales, generalmente por celos, aunque no siempre cumplen sus propósitos. Son seres rencorosos, que desean la venganza. No soporta que otros se le aproximen o le toquen, y desde luego, no tolera la contradicción. Varía mucho su estado de ánimo, y pueden demostrar también una alegría poco natural. Sus deseos sexuales son muy fuertes, así que viven en una continua excitación

Efectos positivos

Tarentula devuelve la paz a los corazones heridos. La ira no conduce a nada, y menos cuando a ésta se la acompaña de violencia física. Gracias a este remedio, tenemos la oportunidad de descubrir aquello que está dañado en nuestro interior y de sanarlo. El resultado es extraordinario: recuperar la capacidad de amar sin exigencias y recuperar la capacidad de perdonar. Son dones que nadie debe desaprovechar. [74]

Thuya

Este árbol, conocido también por el nombre de árbol de la vida, es nativo de América del Norte (estado de Vermont), aunque actualmente se planta en muchas regiones del mundo. El medicamento homeopático se elabora a partir de las ramas y las hojas, recolectadas cuando comienzan a florecer. Entre sus principios activos hay diversos aceites esenciales.

Cuerpo físico

Thuya es un remedio apropiado para personas que padecen secreciones acres en los órganos sexuales. En ocasiones, sienten que hay algo en su abdomen que les molesta. Con los ojos cerrados, pueden sufrir de vértigo. Los dolores de cabeza comienzan sobre un ojo y se extienden hacia la parte trasera de la cabeza. Son personas corpulentas, que empeora de sus síntomas con el frío y la humedad, mejorando con el calor. Su apetito es voraz, pero se sacian con muy poca comida.

Plano psico-emocional

La persona *Thuya* no desea ser tocada, e incluso se aleja de aquellos que intentan acercarse a ella. Es una persona apática, que desea estar sola. En ocasiones piensa que está hecha de algún material muy débil, que puede romperse con facilidad, o incluso que le han cortado las ilusiones o le han arrancado algo que amaba o que era suyo. Son personas que hablan despacio, ya que les cuesta mucho encontrar las palabras justas. Su pensamiento es también demasiado lento y suele ser circular. Quizás guarda un gran secreto que le impide actuar y que le hace pensar constantemente. Al dormir tienen sueños de carácter sexual, que provocan emisiones de semen y que les hacen despertar agotados. Tienen un alto grado de sensibilidad, y sobre todo se sienten muy afectados por la música. Pueden sentir que hay presencias espirituales cerca de ellos, que les guían, e incluso que les dotan de algún poder especial.

Efectos positivos

La principal ventaja de este remedio es que gracias a él podemos comprender que somos más fuertes de lo que creemos. Si nos hemos sentido escindidos o rotos en el pasado, este es el momento para empezar a recomponer nuestra vida. *Thuya* es una gran ayuda para aquellos que lo han pasado mal, pues les otorga mayor energía, y por encima de todo, la sensación de que son válidos, de que tienen poder y de que nada ni nadie les va a volver a herir en el futuro. No necesitamos recurrir a otros, ni a poderes especiales para poder vivir. Basta con nuestra propia energía y la fe en nosotros mismos. [75]

Tuberculinum

Este nosode se produce a partir de material tuberculoso estéril y desvitalizado. La dilución a que es sometido asegura su completa inocuidad para la salud.

Cuerpo físico

En el cuerpo físico, este remedio se relaciona con enfermedades del aparato respiratorio como amigdalitis, rinofaringitis o bronquitis. Son personas delgadas y débiles. Su piel es muy fina y hay propensión a sufrir cefaleas. Son personas de apetito voraz.

Plano psico-emocional

El remedio *Tuberculinum* es útil para aquellas personas que tienen un humor cambiante. Son seres irritables, que no se preocupan de las personas que están a su alrededor. Desean viajar para abandonar sus problemas y de hecho, son incapaces de estar mucho tiempo en el mismo sitio. Estas personas tienden a buscar soluciones que incluyen las drogas o la búsqueda mística en países lejanos. *Tuberculinum* es el típico remedio del que piensa que la solución a sus problemas está en la India, en compañía de algún gurú espiritual. Una peculiaridad de este remedio es el miedo a los perros.

Efectos positivos

Tuberculinum nos ayuda a comprender que la fuente de toda sabiduría está en nuestro interior. Este remedio permite que escuchemos nuestra voz interior, y sobre todo, estabiliza nuestro cuerpo y nuestra mente. Ya no sentiremos el deseo de vagar sin rumbo, ni huiremos de los conflictos que están ante nosotros. *Tuberculinum* nos impulsa a vivir aquí y ahora, a resolver lo que tenemos delante, que es lo que de verdad tenemos que solucionar. [76]

Veratrum album

Este medicamento se elabora a partir de una planta conocida como verdegambre (*Veratrum album*), que crece en Europa central y meridional y el norte de Asia.

Cuerpo físico

Veratrum album es un remedio que tiene afinidad con estados de agotamiento y debilidad. Estas personas padecen problemas digestivos que se acompañan de diarrea o vómitos, acompañados de calambres en el vientre. Los sudores fríos en todo el cuerpo son característicos de este remedio.

Plano psico-emocional

Veratrum album es apropiado para todos aquellos que presumen de su familia o linaje. Son personas que fingen una gran dignidad y maneras aristocráticas. A veces llegan a ser insolentes con aquellos que creen inferiores. A diferencia de *Platina*, que es también insolente, el orgullo no procede de sí mismo, sino del apellido que porta, como tampoco es un orgullo que nazca de las posesiones materiales, como sucede con *Palladium*. En los casos agudos, estas personas tienden a rezar por su salvación o a maldecir a aquellos que odian. Son personas que critican a sus semejantes y adoran los cotilleos, hablando mal de todos los que les rodean.

Efectos positivos
Veratrum album nos ayuda a descubrir el verdadero valor del linaje y la familia. Todos somos, en parte, producto de nuestros antepasados, pero también poseemos una individualidad que debe brillar por sí misma. Este remedio nos ayuda a conectar con el alma de la familia, a sanarla. Pero también nos enseña que debemos aprender a ser nosotros mismos en todo momento. No pertenecemos a nuestra familia más de lo que nos pertenecemos a nosotros mismos. [77]

Zincum metallicum

El zinc es un metal pesado que está presente entre los oligoelementos que son importantes para el mantenimiento de la vida. En nuestro organismo, este metal activa el funcionamiento de diversos enzimas, que son sustancias que regulan el funcionamiento de nuestro organismo.

Cuerpo físico
Zincum metallicum cursa en el cuerpo con dolores punzantes en el entrecejo. Las manos tiemblan y los músculos están debilitados. Pueden existir dolores agudos en diversos nervios periféricos del cuerpo. Al comer, estas personas sienten náuseas y pueden vomitar tan pronto como el alimento alcanza el estómago. Su piel se reseca con facilidad, y padecen por venas varicosas en las extremidades.

Plano psico-emocional
Estas personas son tristes, carecen de ganas de vivir y sus pensamientos de muerte no les causan temor. Sienten una gran aversión al ruido, que les provoca irritabilidad. Los sonidos inesperados les ponen en movimiento. Son personas que tienen dificultad para comprender lo que se les dice, al punto que piden que se les repita cualquier pregunta formulada. Su sueño es bastante pobre, con imágenes de de persecución.

Efectos positivos
Zincum metallicum calma el corazón agitado y le da la posibilidad de volver a latir con confianza. Nos ayuda a aislarnos de los factores que nos agitan, al tiempo que nos abre a una mayor tranquilidad con respecto a nuestro futuro. Este remedio devuelve las ganas de vivir y acla-

ra la mente. Un cerebro despejado y optimista es la mejor manera de recuperar el pulso de nuestra existencia. [78]

Conclusión

Como hemos visto a lo largo de estas páginas, la Homeopatía es un sistema curativo coherente y de amplio espectro, que puede ser de gran utilidad en el tratamiento de muchos trastornos psico-emocionales.

A modo de conclusión, y para que quede claro, resumiremos las principales características de la medicina homeopática:

- <u>Efectividad.</u> La Homeopatía funciona, como se demuestra diariamente en los miles de personas que la usan para sanar sus males. Todos los remedios homeopáticos surgen de la experimentación directa, no de la especulación teórica, por lo que se puede asegurar su completa eficacia. De hecho, no es de extrañar los primeros tests "doble ciego" realizados sobre medicamentos fueran llevados a cabo por homeópatas.
- <u>Profundidad.</u> El sistema curativo homeopático va a la raíz del problema, y no se limita a sofocar los síntomas externos. La Homeopatía se vale de los síntomas para elegir los remedios, pero no sólo cura estos síntomas, sino que sana profundamente. Con ella salen a la superficie los sentimientos más escondidos, las heridas que no han sido curadas en nuestra alma, las auténticas causas del mal que nos aqueja, y que muchas veces son un enigma para nosotros mismos.
- <u>Holismo.</u> Para la Homeopatía, el cuerpo, la mente y las emociones forman un todo indisoluble. Cada persona es un conjunto único, que requiere remedios específicos para sus males. Para la Homeopatía, las enfermedades psico-emocionales tienen su traducción en el cuerpo físico y viceversa. Muchas veces, tratando algún mal del alma con la Homeopatía, descubriremos que algunos síntomas físicos se sanan de modo "milagroso". No hay milagro en ello, sino la correcta aplicación de unos remedios completos y eficaces, que actúan restaurando nuestra fuerza vital.

- Seguridad. La Homeopatía es segura y no causa efectos adversos. De hecho, todos aquellos síntomas corporales que no presentan afinidad con el medicamento no se ven afectados por éste. Así, si nos equivocamos al elegir un remedio, éste simplemente no nos hará ningún efecto. Por otro lado, y gracias a la fuerte dilución de estos remedios, la Homeopatía ha sido usada por millones de personas en el mundo sin que hayan existido intoxicaciones o efectos secundarios.
- Economía. Los remedios homeopáticos son, por regla general, baratos en comparación con los medicamentos psiquiátricos más comunes. Además, la escasez de las dosis que se necesitan para lograr un resultado contribuye a que los tratamientos sean muy económicos. Por otro lado, los remedios homeopáticos tienen una vida bastante larga (indicada en la etiqueta), por lo que pueden almacenarse durante algunos años sin merma de sus atributos.

A la luz de todas estas cualidades, podemos afirmar que la Homeopatía es un arte curativo para el presente y para el futuro, pleno de soluciones y que está a nuestro alcance. Con un poco de paciencia y otro poco de reflexión, la Homeopatía nos puede rendir grandes servicios curativos en la solución de nuestros conflictos psicológicos y emocionales.

Espero que después de la lectura de este libro sientas la misma fascinación y el mismo interés que personalmente siento por la Homeopatía desde hace años. Te invito a que pruebes estos remedios y a que descubras los excelentes resultados que pueden aportar a tu vida.

¡Salud!

Notas

La Homeopatía

1. Para una discusión más amplia sobre el descubrimiento de la Homeopatía, recomendamos la lectura del artículo de Peter Morrell, "Hahnemann's Discovery of Homoeopathy"
(http://www.homeoint.org/morrell/articles/pm_samdi.htm).
2. Organon de la medicina §26.
3. Ver el artículo de Robert Ellis Dudgeon, "Similarities between Hahnemann and Paracelsus"
(http://www.homeoint.org/morrell/clarke/dudgeon.htm).
4. Organon de la Medicina §148.
5. Organon de la Medicina §73, nota 1.
6. Organon de la medicina §108.
7. Para conocer más de cerca el sistema de comprobación de los remedios homeopáticos, recomiendo la lectura del Organon de la medicina (§105-145), así como el artículo de Adolph Lippe, "Drug proving" (http://homeoint.org/cazalet/lippe/drugproving.htm).
8. Peter Morrell aporta interesantes ideas sobre este tema en su artículo "On potency energy "(http://www.homeoint.org/morrell/articles/pm_poten.htm). También recomiendo la lectura del artículo de Paul Callinan: "Homoeopathy. How does it work" (http://members.ozemail.com.au/~daood/paulc.htm).
9. Básicamente, el experimento doble ciego implica la existencia de dos grupos de sujetos experimentales. A uno se le da la sustancia cuya eficacia queremos comprobar, y al otro una sustancia inerte (placebo). Los sujetos ignoran si están tomando el remedio o el placebo, o sea, son "ciegos". Por otro lado, quienes les proporcionan las sustancias tampoco saben a quién suministran el remedio y a quién el placebo, ya que generalmente se etiquetan con una clave numérica. Así que también están "ciegos". Sólo la persona que diseña el experimento, y que

no tiene acceso a los sujetos experimentales, conoce, a través de las claves y de los informes de los experimentadores, qué sujetos han tomado el remedio o el placebo, y el resultado de estas pruebas. De este modo, se elimina cualquier influencia psicológica en el resultado final. Las investigaciones "doble ciego" se consideran definitivas en cualquier experimentación con sustancias medicinales, pues si el grupo que tomó el remedio sana y el del placebo continúa igual, no hay duda que el remedio ha sido eficaz por sí mismo, y no por la creencia de los sujetos o por la influencia de quienes se lo han proporcionado. Algunos artículos recomendables sobre la aplicación de tests "doble ciego" en Homeopatía son el de Peter Fraser, "The scientific evidence for the efficacy of Homoeopathy" (http://www.positivehealth.com/permit/Articles/Homoeopathy/fraser49.htm); "Homoeopathy Research" (http://www.internethealthlibrary.com/Therapies/Homoeopathy-Research.htm); y el interesante experimento publicado por Morag A. Taylor y otros en el British Medical Journal, "Randomised controlled trial of homoeopathy versus placebo in perennial allergic rhinitis with overview of four trial series" (http://bmj.bmjjournals.com/cgi/content/full/321/7259/471).

10. Actualmente se emplean dos técnicas de dilución. La técnica Hahnemanniana tradicional (H) implica la utilización de varios frascos. En el primero se introduce una porción de la tintura madre y 99 de disolvente. Una vez removido (dilución 1 CH), se extrae una porción que se vierte en un nuevo frasco y a la que se añaden otra vez 99 de disolvente para hacer la dilución 2CH, etc. En la técnica Korsakoviana (K), se emplea un único frasco, del que se retiran 99 partes de la tintura madre y se rellena de agua y se agita para formar la dilución 1 CK. De aquí se retiran 99 partes y se vuelve a rellenar para formar la dilución 2 CK. Para el consumidor, es indiferente que el remedio se haya producido siguiendo un método u otro de fabricación, pero lo aclaramos para evitar confusiones con los símbolos que aparecen en las etiquetas de los remedios.

11. Los gránulos se emplean en tomas repetidas y prolongadas del remedio, mientras que los glóbulos se utilizan generalmente como toma única, es decir, consumiendo todo el contenido del frasco de una sola vez. Como el tratamiento de los males psico-emocionales suele ser algo más prolongado que el de cualquier trastorno agudo, no resulta útil el empleo de los glóbulos en los casos que tratamos en este libro. En cuanto a la presentación líquida, además de ser considerablemente más cara (en algunos casos hasta cinco veces más que los gránulos) es incómoda de usar para muchas personas, pues requiere disolver las gotas

en agua, y en ocasiones, tener que llevar encima un frasco pesado y que se puede romper.

12. Aunque existe cierta discrepancia sobre qué remedios pueden ser considerados policrestos, entre los que gozan de mayor aceptación en el área psico-emocional podemos reseñar los siguientes: *Alumina, Anacardium, Arsenicum album, Aurum metallicum, Baryta carbonica, Bryonia, Calcarea carbonica,* Carcinosinum, *Causticum, China, Conium, Graphites, Hepar Sulphuricum, Iodium, Kali carbonicum, Lachesis, Lycopodium, Medorrhinum, Mercurius, Natrum muriaticum, Nux vomica, Palladium, Phosphorus, Platina, Psorinum, Pulsatilla, Sepia, Silicea, Sulphur* y *Tuberculinum.*

Los remedios psico-emocionales

1. *Aconitum.* Cummings y Ullman (p. 294-296); Krenter (p. 37); Talcott (http://www.homeoint.org/seror/psy/talcus01.htm); Boger (http://www.homeoint.org/books2/boenchar/mmacoamm.htm).
2. *Agaricus.* Krenter (p. 41-42); Talcott (http://www.homeoint.org/seror/psy/talcus01.htm); Boger (http://www.homeoint.org/books2/boenchar/mmacoamm.htm).
3. *Alumina.* Ancarola (p. 23-24); Krenter (p. 45); Talcott (http://www.homeoint.org/seror/psy/talcus01.htm); Boger (http://www.homeoint.org/books2/boenchar/mmacoamm.htm).
4. *Ambra grisea.* Ancarola (p. 25-26); Krenter (p. 45-46); Boger (http://www.homeoint.org/books2/boenchar/mmacoamm.htm).
5. *Anacardium.* Krenter (p. 48-49); Talcott (http://www.homeoint.org/seror/psy/talcus01.htm); Boger (http://www.homeoint.org/books2/boenchar/mmammarg.htm).
6. *Apis.* Cummings y Ullman (p. 296-297); Krenter (p. 51-52); Talcott (http://www.homeoint.org/seror/psy/talcus02.htm); Boger (http://www.homeoint.org/books2/boenchar/mmammarg.htm).
7. *Argentum nitricum.* Ancarola (p. 31-32); Krenter (p. 56); Talcott (http://www.homeoint.org/seror/psy/talcus02.htm); Boger (http://www.homeoint.org/books2/boenchar/mmargbar.htm).
8. *Arnica.* Krenter (p. 57-58); Talcott (http://www.homeoint.org/seror/psy/talcus02.htm); Boger (http://www.homeoint.org/books2/boenchar/mmargbar.htm).
9. *Arsenicum album.* Ancarola (p. 33-35); Cummings y Ullman (p. 297-299); Talcott (http://www.homeoint.org/seror/psy/talcus02.htm); Boger (http://www.homeoint.org/books2/boenchar/mmargbar.htm).
10. *Asafoetida.* Ancarola (p. 39-40); Krenter (p. 59-60); Boger (http://www.homeoint.org/books2/boenchar/mmargbar.htm).

11. *Aurum metallicum.* Ancarola (p. 41-42); Krenter (p. 62); Talcott (http://www.homeoint.org/seror/psy/talcus02.htm); Boger (http://www.homeoint.org/books2/boenchar/mmargbar.htm).
12. *Avena sativa.* Krenter (p. 63); Boericke (http://www.homeoint.org/books/boericmm/a/aven.htm).
13. *Baryta carbonica.* Ancarola (p. 45-47); Krenter (p. 64); Boger (http://www.homeoint.org/books2/boenchar/mmargbar.htm).
14. *Belladona.* Cummings y Ullman (p. 299-302); Krenter (p. 65-66); Talcott (http://www.homeoint.org/seror/psy/talcus03.htm); Boger (http://www.homeoint.org/books2/boenchar/mmbelcal.htm).
15. *Bryonia.* Ancarola (p. 49-50); Cummings y Ullman (p. 302-304); Krenter (p. 70); Talcott (http://www.homeoint.org/seror/psy/talcus03.htm); Boger (http://www.homeoint.org/books2/boenchar/mmbelcal.htm).
16. *Calcarea carbonica.* Ancarola (p. 53-55); Cummings y Ullman (p. 304-306); Krenter (p. 72); Talcott (http://www.homeoint.org/seror/psy/talcus03.htm); Boger (http://www.homeoint.org/books2/boenchar/mmcalcar.htm).
17. *Calcarea fluorica.* Ancarola (p. 57-59); Krenter (p. 73).
18. *Calcarea phosphorica.* Ancarola (p. 61-63); Krenter (p. 74-75); Talcott (http://www.homeoint.org/seror/psy/talcus03.htm).
19. *Cannabis indica.* Ancarola (p. 65-66); Talcott (http://www.homeoint.org/seror/psy/talcus04.htm); Boger (http://www.homeoint.org/books2/boenchar/mmcalcar.htm).
20. *Capsicum.* Krenter (p. 77-78); Boger (http://www.homeoint.org/books2/boenchar/mmcalcar.htm).
21. *Carcinocinum.* Ancarola (p. 69-70); Boericke (http://www.homeoint.org/books/boericmm/c/carc.htm).
22. *Causticum.* Ancarola (p. 71-73); Krenter (p. 82); Talcott (http://www.homeoint.org/seror/psy/talcus04.htm); Boger (http://www.homeoint.org/books2/boenchar/mmcarcin.htm).
23. *Chamomilla.* Ancarola (p. 75-76); Cummings y Ullman (p. 306-307); Krenter (p. 84-85); Talcott (http://www.homeoint.org/seror/psy/talcus04.htm); Boger (http://www.homeoint.org/books2/boenchar/mmcarcin.htm).
24. *Chelidonium.* Krenter (p. 85-86); Boger (http://www.homeoint.org/books2/boenchar/mmcarcin.htm).
25. *China.* Ancarola (p. 77-79); Krenter (p. 87); Talcott (http://www.homeoint.org/seror/psy/talcus04.htm); Boger (http://www.homeoint.org/books2/boenchar/mmcarcin.htm).

26. *Cimicifuga.* Krenter (p. 90-91); Talcott (http://www.homeoint.org/seror/psy/talcus05.htm); Boger (http://www.homeoint.org/books2/boenchar/mmcarcin.htm).
27. *Cocculus.* Krenter (p. 93-94); Talcott (http://www.homeoint.org/seror/psy/talcus05.htm); Boger (http://www.homeoint.org/books2/boenchar/mmclecro.htm).
28. *Coffea.* Krenter (p. 95); Talcott (http://www.homeoint.org/seror/psy/talcus05.htm); Boger (http://www.homeoint.org/books2/boenchar/mmclecro.htm).
29. *Conium.* Krenter (p. 98-99); Talcott (http://www.homeoint.org/seror/psy/talcus05.htm).
30. *Digitalis.* Ancarola (p. 81-82); Krenter (p. 107-108); Talcott (http://www.homeoint.org/seror/psy/talcus06.htm); Boger (http://www.homeoint.org/books2/boenchar/mmclecro.htm).
31. *Drosera.* Krenter (p. 110); Boger (http://www.homeoint.org/books2/boenchar/mmclecro.htm).
32. *Dulcamara.* Ancarola (p. 83-84); Krenter (p. 110-111); Boger (http://www.homeoint.org/books2/boenchar/mmclecro.htm).
33. *Gelsemium.* Ancarola (p. 87-88); Cummings y Ullman (p. 308-309); Krenter (p. 124-125); Talcott (http://www.homeoint.org/seror/psy/talcus06.htm); Boger (http://www.homeoint.org/books2/boenchar/mmferhel.htm).
34. *Graphites.* Ancarola (p. 89-91); Krenter (p. 127); Boger (http://www.homeoint.org/books2/boenchar/mmferhel.htm).
35. *Helleborus.* Krenter (p. 131-132); Talcott (http://www.homeoint.org/seror/psy/talcus06.htm); Boger (http://www.homeoint.org/books2/boenchar/mmferhel.htm).
36. *Hepar Sulphuricum.* Ancarola (p. 93-94); Cummings y Ullman (p. 310-311); Krenter (p. 132-133); Talcott (http://www.homeoint.org/seror/psy/talcus07.htm); Boger (http://www.homeoint.org/books2/boenchar/mmhepkal.htm).
37. *Hyoscyamus.* Ancarola (p. 95-96); Krenter (p. 135-136); Talcott (http://www.homeoint.org/seror/psy/talcus07.htm); Boger (http://www.homeoint.org/books2/boenchar/mmhepkal.htm).
38. *Ignatia.* Ancarola (p. 97-98); Cummings y Ullman (p. 311-313); Krenter (p. 138-139); Talcott (http://www.homeoint.org/seror/psy/talcus07.htm); Boger (http://www.homeoint.org/books2/boenchar/mmhepkal.htm).
39. *Iodium.* Ancarola (p. 99-100); Krenter (p. 141-142); Talcott (http://www.homeoint.org/seror/psy/talcus07.htm); Boger (http://www.homeoint.org/books2/boenchar/mmhepkal.htm).

40. *Kali bromatum.* Krenter (p. 142-143); Boericke (http://www.homeoint.org/books/boericmm/k/kali-br.htm).
41. *Kali carbonicum.* Ancarola (p. 101-102); Krenter (p. 143-144); Boger (http://www.homeoint.org/books2/boenchar/mmhepkal.htm).
42. *Kreosota.* Krenter (p. 146-147); Boger (http://www.homeoint.org/books2/boenchar/mmkalmpa.htm).
43. *Lac Canicum.* Kent (http://www.homeoint.org/books3/kentmm/lac-can.htm); Boericke (http://www.homeoint.org/books/boericmm/l/lac-c.htm).
44. *Lachesis.* Ancarola (p. 107-109); Cummings y Ullman (p. 314-315); Krenter (p. 147-148); Talcott (http://www.homeoint.org/seror/psy/talcus07.htm); Boger (http://www.homeoint.org/books2/boenchar/mmkalmpa.htm).
45. *Lilium tigrinum.* Krenter (p. 152); Talcott (http://www.homeoint.org/seror/psy/talcus08.htm).
46. *Lycopodium.* Ancarola (p. 111-113); Cummings y Ullman (p. 316-317); Krenter (p. 154-155); Talcott (http://www.homeoint.org/seror/psy/talcus08.htm); Boger (http://www.homeoint.org/books2/boenchar/mmkalmpa.htm).
47. *Mancinella.* Boericke (http://www.homeoint.org/books/boericmm/m/manc.htm).
48. *Medorrhinum.* Ancarola (p. 121-122); Dewey (http://www.homeoint.org/books5/dewey/chapter5.htm); Boericke (http://www.homeoint.org/books/boericmm/m/med.htm).
49. *Mercurius.* Ancarola (p. 123-126); Cummings y Ullman (p. 318-320); Krenter (p. 164); Talcott (http://www.homeoint.org/seror/psy/talcus08.htm); Boger (http://www.homeoint.org/books2/boenchar/mmmernat.htm).
50. *Moschus.* Ancarola (p. 127-128); Krenter (p. 166-167); Boger (http://www.homeoint.org/books2/boenchar/mmmernat.htm).
51. *Muriaticum acidum.* Boger (http://www.homeoint.org/books2/boenchar/mmmernat.htm); Kent (http://www.homeoint.org/books3/kentmm/mur-ac.htm).
52. *Natrum carbonicum.* Ancarola (p. 129-130); Krenter (p. 170); Boger (http://www.homeoint.org/books2/boenchar/mmmernat.htm).
53. *Natrum muriaticum.* Ancarola (p. 131-133); Cummings y Ullman (p. 320-321); Krenter (p. 171); Talcott (http://www.homeoint.org/seror/psy/talcus08.htm); Boger (http://www.homeoint.org/books2/boenchar/mmmernat.htm).
54. *Natrum Sulphuricum.* Ancarola (p. 135-136); Krenter (p. 172-173); Boger (http://www.homeoint.org/books2/boenchar/mmnatpar.htm).

55. *Nitricum acidum.* Ancarola (p. 137-138); Krenter (p. 35); Talcott (http://www.homeoint.org/seror/psy/talcus08.htm); Boger (http://www.homeoint.org/books2/boenchar/mmnatpar.htm).
56. *Nux moschata.* Krenter (p. 173); Talcott (http://www.homeoint.org/seror/psy/talcus08.htm); Boger (http://www.homeoint.org/books2/boenchar/mmnatpar.htm).
57. *Nux vomica.* Ancarola (p. 139-141); Cummings y Ullman (p. 321-323); Krenter (p. 174-175); Boger (http://www.homeoint.org/books2/boenchar/mmnatpar.htm).
58. *Opium.* Ancarola (p. 143-144); Krenter (p. 177); Talcott (http://www.homeoint.org/seror/psy/talcus09.htm); Boger (http://www.homeoint.org/books2/boenchar/mmnatpar.htm).
59. *Palladium.* Allen (http://homeoint.org/books5/allenprimer/pall.htm); Boericke (http://www.homeoint.org/books/boericmm/p/pall.htm).
60. *Phosphoricum acidum.* Ancarola (p. 145-146); Krenter (p. 35); Talcott (http://www.homeoint.org/seror/psy/talcus09.htm); Boger (http://www.homeoint.org/books2/boenchar/mmpetpod.htm).
61. *Phosphorus.* Ancarola (p. 147-149); Cummings y Ullman (p. 323-325); Krenter (p. 182-183); Talcott (http://www.homeoint.org/seror/psy/talcus09.htm); Boger (http://www.homeoint.org/books2/boenchar/mmpetpod.htm).
62. *Platina.* Ancarola (p. 151-152); Krenter (p. 185-186); Talcott (http://www.homeoint.org/seror/psy/talcus09.htm); Boger (http://www.homeoint.org/books2/boenchar/mmpetpod.htm).
63. *Psorinum.* Ancarola (p. 153-155); Boger (http://www.homeoint.org/books2/boenchar/mmpsorhu.htm); Dewey (http://www.homeoint.org/books5/dewey/chapter5.htm).
64. *Pulsatilla.* Ancarola (p. 157-159); Cummings y Ullman (p. 325-328); Krenter (p. 190); Talcott (http://www.homeoint.org/seror/psy/talcus09.htm); Boger (http://www.homeoint.org/books2/boenchar/mmpsorhu.htm).
65. *Rhus toxicodendron.* Cummings y Ullman (p. 328-330); Krenter (p. 195); Talcott (http://www.homeoint.org/seror/psy/talcus10.htm).
66. *Selenium.* Krenter (p. 205); Boger (http://www.homeoint.org/books2/boenchar/mmselsta.htm).
67. *Sepia.* Ancarola (p. 161-163); Cummings y Ullman (p. 330-331); Krenter (p. 207-208); Talcott (http://www.homeoint.org/seror/psy/talcus10.htm); Boger (http://www.homeoint.org/books2/boenchar/mmselsta.htm).
68. *Silicea.* Ancarola (p. 165-167); Cummings y Ullman (p. 331-333); Krenter (p. 208-209); Talcott

(http://www.homeoint.org/seror/psy/talcus10.htm); Boger (http://www.homeoint.org/books2/boenchar/mmselsta.htm).
69. *Stannum.* Krenter (p. 212-213); Boger (http://www.homeoint.org/books2/boenchar/mmselsta.htm).
70. *Staphysagria.* Ancarola (p. 169-170); Krenter (p. 213-214); Talcott (http://www.homeoint.org/seror/psy/talcus11.htm); Boger (http://www.homeoint.org/books2/boenchar/mmstatar.htm).
71. *Stramonium.* Ancarola (p. 171-172); Krenter (p. 214-215); Talcott (http://www.homeoint.org/seror/psy/talcus10.htm); Boger (http://www.homeoint.org/books2/boenchar/mmstatar.htm).
72. *Sulphur.* Ancarola (p. 173-175); Cummings y Ullman (p. 333-335); Krenter (p. 216); Talcott (http://www.homeoint.org/seror/psy/talcus11.htm); Boger (http://www.homeoint.org/books2/boenchar/mmstatar.htm).
73. *Syphilinum.* Ancarola (p. 179-181); Dewey (http://www.homeoint.org/books5/dewey/chapter5.htm).
74. *Tarentula hispanica.* Krenter (p. 220).
75. *Thuya.* Ancarola (p. 183-185); Krenter (p. 225-226); Talcott (http://www.homeoint.org/seror/psy/talcus11.htm); Boger (http://www.homeoint.org/books2/boenchar/mmthuzin.htm).
76. *Tuberculinum.* Ancarola (p. 187-189); Stearns (http://homeoint.org/cazalet/stearns/nosodes.htm); Dewey (http://www.homeoint.org/books5/dewey/chapter5.htm).
77. *Veratrum album.* Ancarola (p. 191-192); Krenter (p. 229-230); Talcott (http://www.homeoint.org/seror/psy/talcus11.htm); Boger (http://www.homeoint.org/books2/boenchar/mmthuzin.htm).
78. *Zincum metallicum.* Ancarola (p. 193-194); Krenter (p. 235-236); Talcott (http://www.homeoint.org/seror/psy/talcus11.htm); Boger (http://www.homeoint.org/books2/boenchar/mmthuzin.htm).

Bibliografía

Libros:

ANCAROLA, RICARDO: Materia médica homeopática jerarquizada. Miraguano, Madrid, 1990.
CUMMINGS, STEPHEN Y DANA ULLMAN: Guía práctica de medicina homeopática. Edaf, Madrid, 1991.
ESPANET, A.: La práctica de la Homeopatía. Humanitas, Barcelona, 1991.
HAHNEMANN, SAMUEL: Organon de la medicina. Porrúa, México D. F., 1989.
HIPÓCRATES: Aforismos. Obelisco, Barcelona, 1989.
JAHR, C. H. G.: Nociones elementales de Homeopatía. Edicomunicación, Barcelona, 1989.
KENT, JAMES TYLER: Repertory of the Homeopathic Materia Medica. B. Jain Pub., 2002.
KRENTER, JOSEF HEINRICH P.: Salud integral con la Homeopatía. Susaeta-Tikal, Gerona, 1994.
LORIUS, CASSANDRA: Homeopatía para el alma. Robin Book, Barcelona, 2002.
PUIGGRÓS, ERNESTO: Repertorio de síntomas psíquicos en Homeopatía. Miraguano, Madrid, 1989.
SIMILIA: Manual de Homeopatía. Integral, Barcelona, 1987.
VALENZUELA, CARLOS A.: Homeopatía unicista. Albatros, Buenos Aires (Argentina), 1990.

Páginas web:

ALLEN, TIMOTHY FIELD: A Primer of Materia Medica for practitioners of Homoeopathy. URL: http://homeoint.org/books5/allenprimer/index.htm

BOERICKE, OSCAR E: Repertory. URL: http://www.homeoint.org/books4/boerirep/index.htm

BOERICKE, WILLIAM: Homoeopathic Materia Medica. URL: http://www.homeoint.org/books/boericmm/index.htm

BOGER, CYRUS MAXWELL: A synoptic key of the Materia Medica. URL: http://www.homeoint.org/books2/bogersyn/index.htm

— Boenninghausen's Characteristics Materia Medica. URL: http://www.homeoint.org/books2/boenchar/index.htm

CALLINAN, PAUL: Homoeopathy. How does it work. URL: http://members.ozemail.com.au/~daood/paulc.htm

DEWEY, WILLIS ALONZO: Essentials of Homoeopathic Materia Medica
and Homoeopathic Pharmacy. URL: http://www.homeoint.org/books5/dewey/index.htm

DUDGEON, ROBERT ELLIS: Similarities between Hahnemann and Paracelsus. URL: http://www.homeoint.org/morrell/clarke/dudgeon.htm

FRASER, PETER: The scientific evidence for the efficacy of Homoeopathy. URL: http://www.positivehealth.com/permit/Articles/Homoeopathy/fraser49.htm

HAHNEMANN, SAMUEL: Organon of Medicine. URL: http://www.homeoint.org/books/hahorgan/index.htm

INTERNETHEALTHLIBRARY.COM: Homoeopathy Research. URL: http://www.internethealthlibrary.com/Therapies/Homoeopathy-Research.htm

KENT, JAMES TYLER: Lectures on Homoeopathic Materia Medica. URL: http://www.homeoint.org/books3/kentmm/index.htm

— Repertory of the Homoeopathic Materia Medica. URL: http://www.homeoint.org/books/kentrep/index.htm

LIPPE, ADOLPH: Drug proving. URL: http://homeoint.org/cazalet/lippe/drugproving.htm

MORRELL, PETER: Hahnemann's Discovery of Homoeopathy. URL: http://www.homeoint.org/morrell/articles/pm_samdi.htm

— On potency energy. URL: http://www.homeoint.org/morrell/articles/pm_poten.htm

STEARNS, GUY BECKELY: Nosodes. URL: http://homeoint.org/cazalet/stearns/nosodes.htm

TALCOTT, SELDEN HAINES: Compendium. Mental diseases and their modern treatment. URL: http://www.homeoint.org/seror/psy/talcusindex.htm

TAYLOR, MORAG A. ET AL.: Randomised controlled trial of homoeopathy versus placebo in perennial allergic rhinitis with overview of four trial series. URL: http://bmj.bmjjournals.com/cgi/content/full/321/7259/471

YINGLING, WILLIAM A.: The single dose. URL: http://homeoint.org/cazalet/yingling/singledose.htm

Made in the USA
Coppell, TX
18 February 2022